発達障害は最強の武器である

成毛 眞

SB新書
425

目次

発達障害は最強の武器である

第2章

IT業界は発達障害者だらけ？

第3章 発達障害の子どもの可能性を考える

対談 僕も子どもの頃、教室をふらついていた

第4章

空気が読めなくたっていいじゃない

第5章

社会人としてADHDの特性を発揮

序章
これからの時代、周りの人たちと違ってなんぼ

ちょっと変わってる人

「あの人、ちょっと変わってるよね」

学校でも職場でも、周囲からそう言われる人は、ひとりやふたり、必ずいるものだ。

でも、昔であれば、「ああいう人だから仕方ない」というニュアンスで、ことさらに取り沙汰されることはなかったような気がする。

ところが、ここ10年あまりのことだろうか。そういうちょっと変わった人に、〝タグ〟が付けられるようになった。

「発達障害」という名のタグだ。

発達障害の定義を調べてみると、以下のようなことになる。

「自閉症、アスペルガー症候群その他の広汎性発達障害、学習障害、注意欠如多動性障害その他これに類する脳機能の障害であって、その症状が通常低年齢において発現するものとして政令で定めるものをいう」（発達障害者支援法第２条）

そして、発達障害のざっくりとした概念図は次ページの通りだ。

ちなみに現在、アメリカ精神医学会の基準では、アスペルガー症候群は「**自閉症スペクトラム**」というひとつの括りに統合されていて、それぞれの障害の明確な線引きは難しい。

症状や特徴が、微妙に重なり合っているケースもあるからだ。

さて、発達障害は「**通常低年齢において発現する**」とある通り、おもに子ども

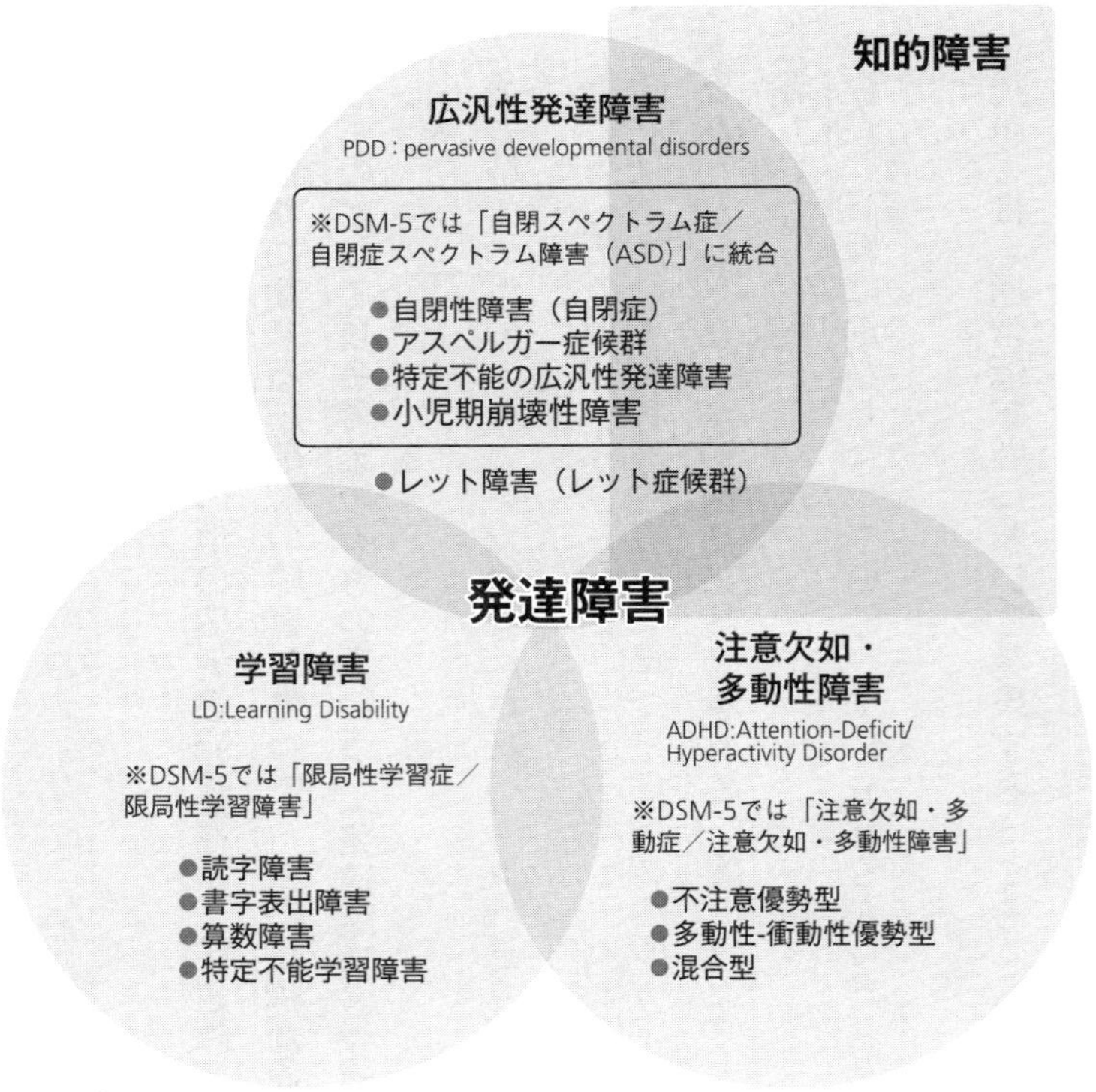

※この図は、ICD-10とDSM-IV-TR、DSM-5を参考にして作成した概念図です。

※ADHDは2014年に日本精神神経学会により「注意欠陥」が「注意欠如」に改名され、日本での正式な診断名は「注意欠如・多動性障害」といいます。

の時期に現れる先天的な障害と考えられてきた。

ところが最近では、学校を卒業して会社に入り、大人になってから自分が発達障害であることが判明するケースが増えている。

なんとなく周囲との関係性に違和感を抱いていたり、上司や同僚とのコミュニケーションがうまくとれなかったり、ある種の「生きづらさ」を感じている人が、ある日、精神科のドアを叩く。

そこではじめて、医師から発達障害であることを診断されるというケースだ。

診断名を聞いて、

「生きづらさの原因はそこにあったのか!」

と、長年のモヤモヤが氷解し、ある意味、スッキリする人も少なくないという。

簡単な比喩が伝わらないビル・ゲイツ

私自身が、もしや自分が、今でいうところの発達障害かもしれないと思うようになったのは、30年以上前、30歳頃のことだ。

当時、私はマイクロソフトの日本法人（日本マイクロソフト）で事実上トップの立場にいて、創業者であるビル・ゲイツとは年に数回、顔を合わせる機会があった。

そのうちにビルのことを

「なんだか、この人おかしいぞ」

と思うようになった。

会議中、1時間でも2時間でも、ずっと体を揺らし続けている。その揺れが全然止まらないのだから、普通ではない。

さらに、会話の中での〝比喩表現〟が分からないらしいことも、私を驚かせた。その具体例を紹介しよう。

あるとき、シアトルのマイクロソフト本社から、べらぼうに安い価格の商品を日本で売れと言われたことがあった。

「そんなに安い商品だったら、営業なんか必要ない。犬でも売れますよ！」

私がそんなメッセージをメールで送ると、

「日本では、犬が営業マンをやってるのか？」

と、ビルは大真面目に返信してきたのだ。

名門ハーバード大学で学んだにもかかわらず、簡単な比喩も理解できない。そんなことが、あるのだろうか？

当時は、アメリカでも発達障害という概念が、ほとんど知られていなかった。そこで私は、これは一体どういうことだろうかと調べてみた。

すると行き当たったのが、**「アスペルガー症候群」**だった。

この発達障害の特徴のひとつは、「会話の裏側や行間を読むことが苦手」ということ。つまり、冗談や比喩をうまく理解できないことにある。

もしかして自分も？

身近にそういう人がいると、「もしかして自分も？」と、わが身を振り返らずにはいられなくなる。

私自身の子どもの頃のことを思い返してみると、〝発達障害風味〟のエピソードがボロボロと出てくる。私の場合は、どうやら「**注意欠如多動性障害**」（**ADHD**）の傾向がかなり強い。

長時間落ち着いて座っていることができない「**多動性**」、思ったことをすぐ言動に移してしまう「**衝動性**」、忘れものをよくする「**不注意**」が、ADHDの症状の3本柱だ。

チェックをしていくと、そうした基本的な傾向はもちろん、細かな項目にも私は多々当てはまる。

医師からADHDと診断された人の半生記を読んだときには、

「ああ、つくづく自分もそうだなぁ」

と思い当たることが満載だった。

ADHDの症状には、自分の注意や行動をコントロールする脳の機能の偏りが関係しているという。

思考などに関わる脳の前頭前野の働き自体に偏りがある、または神経伝達物質が受け皿である受容体に結びつきにくい。今のところ、それらが多動性や衝動性、不注意などの症状の原因と考えられている。

空気を読めずに自分のことばかりしゃべったり、思ったことをズケズケと言ってしまったり、大事な書類をなくしたり、人との約束を忘れてしまったり……。

本人に悪気があるわけではないのだが、そうしたことが重なっていくと、周囲とのコミュニケーションがうまくとれなくなってしまう。

「空気を読む」ことが美徳とされている日本では、なおさらだ。

ＡＤＨＤを含む発達障害の子どもや大人は、周囲の人たちと同じようにできないことで自己肯定感が低くなり、うつ症状に陥ることも珍しくないという。

一風変わったものの見方や感性

一方で、エジソンやモーツァルト、アインシュタインなど、エポックメイキングな偉業を成し遂げた人物は、もしかするとＡＤＨＤだったのではないかといわれている。

近年では競泳のマイケル・フェルプス選手が、ＡＤＨＤであることを公表して話題となった。

偉人たちが果たしてそうであったのか、真偽は不明だが、これはある意味、納得できることだ。人と同じことをしていて、歴史に名が残るような革新的な仕事ができるわけがない。

私はこれからの時代、周囲の人たちと違ってなんぼだと思っている。すべての能力が平均的でマスプロダクションにしか適応できない人に比べて、一風変わったものの見方や感性をもった人のほうが活躍する時代だと思うのだ。

私は正式な医師の診断を受けたわけではなく、あくまでも自己診断によるADHDの傾向が強い人間に過ぎない。

深刻な発達障害の症状に苦しんでいる人たちからすれば、「ふざけるな」と思われるかもしれない。そんなお叱りを受けることを重々承知のうえで、それでも、この本を書くことにした。

大人になってから発達障害かもしれないと気づき、社会とどう折り合っていくか悩んでいる人たち、もしくは自分の子どもが発達障害かもしれないという不安を抱えている人たちに、どうしても伝えたいことがあるからだ。

誤解を恐れずに言おう。私が伝えたいメッセージは、ごくシンプルだ。

「ADHDはもし矯正しなくて済むものなら、矯正しないほうが幸せに生きられる」

なぜ、そう思うに至ったか。

これまでの私の人生を振り返りつつ、じっくり伝えていきたいと思う。

第1章
飽きっぽい自分とのつき合い方

自分のことはいくらでも話せる

私は自分に関することを1時間でも2時間でも、延々としゃべり続けることができる。しかも、内容がほとんど重複することなく。

多弁で相手の話を遮って話をすることも多々あるが、これも「多動性」「衝動性」「不注意」の一端かもしれない。

2000年に日本マイクロソフトを退社して以来、投資コンサルティング会社を営みつつ、自分の好きな本を紹介する書評サイトの代表を務めるなど、まったく好きなことしかやっていない。

その合間に長時間の取材を受けたり、あちこちにとり散らかるアイディアを誰かにまとめてもらったりすることが多いのだが、延々とおしゃべりできるという特性は非常に有効に働いている。

私が今やっている仕事に関しては、この特性はむしろ歓迎すべきものだと思う。

子どもの頃は特にその傾向が強く、授業中に席を立って歩きまわったり、勝手に発言したり、5歳違いの妹を相手に一方通行の会話をしたりしていた。


大人になると、知性が勝ってきて、黙っていることも少しは覚える。

ただし、今でも気のおけない3、4人の仲間で飲んでいるときなど、気づけば半分以上の時間、私がしゃべり倒していることもある。

そのせいだろうか、大勢の人たちを前にした演説や挨拶は、われながら非常にうまいと思っている。ただし、私は自他ともに認める人見知りなので、〝おしゃべりモード〟にもっていくまでが少々難しい。


頭の中で、自分で自分を演じるモードに、パチンと切り替わる音がする。そうなると、パーティでの挨拶や演説は立て板に水式となる。

私は現在、早稲田ビジネススクールで客員教授を務めているが、講義のときもまったく同じ。スイッチが切り替わってはじめて、思い切り話すことができる。

逆にスイッチが入らないと、かなり厳しい。パーティなどで、

「今日は成毛さんがいらしているので、スピーチをお願いします」

などと突然頼まれると、モードが切り替わっていないのでシドロモドロになってしまう。稀にそういうことがあるのだが、いつもの私の話しぶりを知っている人からすると、まるで別人のように映るだろう。

だから、人の集まる場所で、

「5分後に来賓の挨拶をお願いします」

と急遽ふられたときには、絶対に受けないことにしている。

最初のワンフレーズでスイッチが入る

ちなみに、モードチェンジのスイッチを入れるポイントは、ただひとつだ。

「最初に何を言うか」

最初のワンフレーズさえ決まれば、スイッチが入る。あとは自動的に、「自分はイタコか？」と思うくらいどんどん話せるようになる。

しかも、前の人の挨拶が長ければ、その分、自分は短くするという調整まできちんとしてしまう。

ＩＴ業界のトップの人間は、ほとんどそうではないだろうか。

故スティーブ・ジョブズも、新製品発表のときはたぶん、ぶっつけ本番でしゃべっていたと思う。

ソフトバンクグループの孫正義社長も、おそらくそうだ。自由に話しているように見えるが、録音して書き起こせば、きちんとした文章になっているはずだ。

さて、私の場合、問題は最初のワンフレーズをどう見つけるかである。

天から突如、何かが降ってくるわけではない。どちらかというと、ものを書くときのきっかけとよく似ている。

原稿や書評を書く前の私は、なんとなくモヤモヤした状態で、資料を見たりテレビを見たりして過ごす。あちこちに興味を移しているうちに、あっと思う瞬間がある。それをきっかけに腹が決まって、

「さあ、書くぞ」

となる。


特に、書評はそうだ。対象となる本は、すでに読破している。書く前にもう一度読んで、引用できそうなところをピックアップする。

次に、テレビをぼんやりと観て2〜3分するうちに書くモードになり、あとは一気呵成。1〜2時間書き続けてフィニッシュまでもっていく。

人前で話すときも、最初のワンフレーズが見つかって、その役をやろうと決めた瞬間、スイッチが入る。演劇の舞台に上がる人が、

「観客をカボチャと思えば緊張しない」

というようなことを言うが、スイッチが入った私の場合も、そんなイメージでしゃべっている。

人と視線を合わせるのが苦手

私は、軽い「外斜視」だ。どうも眼の周辺の筋肉をうまくコントロールできないらしく、人やものに対して真っ直ぐ視線を合わせられない。

テレビを観るときも、人と話すときもそうだ。だから、**椅子に座るときは左右どちらかに傾いた姿勢で、しかも首を傾けている。**

発達障害の人は、両眼視機能の能力が低いケースが多いことが分かっている。

神経生物学者のスーザン・バリーは、『視覚はよみがえる　三次元のクオリア』（筑摩書房）という本で、両眼視機能が低く立体視ができないことが、ＡＤＨＤの「ものを片づけられない」、アスペルガー症候群の「ものを捨てることができない」という原因のひとつではないかと語っている。

私を含めて、偉そうに椅子にふんぞり返って、横目で人に対応するおじさんがたまにいるが、もしかすると軽い発達障害なのかもしれない。

そのうえ私は極度の人見知りときているから、ますます人と相対して視線を合わせられない。

長時間の取材を受けているときは、スイッチが入っているからまだいい。でも、いったん休憩をとって部屋を出て、戻ってきたら、もう一度初対面の人と相対する感覚にリセットされてしまう。はじめから、また仕切り直しだ。

極度の人見知り

初対面の人と会うとき、最初の30分間くらいは、とにかく落ち着かない。極端な話、**私は朝起きてから妻と目を合わせて話をするまでに、5分くらいの時間を要する。**

朝一発目で、いきなり誰かと目を合わせるのが、苦痛なのだ。たとえ、それが自分の妻であっても、そこに感情は一切介在しない。習慣として、1日のはじめに他人と目を合わせるのが厳しいのだ。

学校の教室でも、バスでも、マイクロソフト本社の幹部会でも、私は必ず一番後ろの席を確保していた。

最後列にいれば話し手が遠くにいて、目を合わせなくてもいい。そうでなければ、落ち着かないのだ。小中学校のときは前の席に座らされたこともあったと思うが、あまりにも苦痛だったせいか記憶が定かではない。

私はよく自分の著書の中で、

「長く通えるような一軒の店を探せ」

とすすめている。これは、自分が帰れる場所を探せという意味だ。

20代、30代の頃に目新しい店に行ってはしゃいでいても、40代でその店が潰れてしまっては元も子もない。

若い頃に流行の店に行くのもいいが、流行り廃りなく二代、三代と続いているような店を確保しておけば、いつでも戻ることができる。

そうすることで、心に余裕ができるはずだ。


40代になったとき、またゼロから新規の店を開拓するのは結構しんどい。家にしか居場所がなくて、もしも離婚でもしたら、いよいよ行き場がなくなってしまう。


などとアドバイスしているが、なんのことはない。私自身が新しい店を開拓したり新しい人に会ったりするという作業が億劫なだけだ。とにかく落ち着かない。

自分が安心できる居場所をきちんと確保しておくことが、私のような極度の人見知りには非常に重要なのである。

忘れものは日常茶飯事

「注意欠如」というだけに、ＡＤＨＤの人は「不注意」から忘れ物をすることが多い。私も子どもの頃から、忘れ物が日常茶飯事だった。

ランドセルやカバンに教科書が入っていないことなど当たり前。社会人になってからも、夜の銀座の道端にカバンごと忘れたり、重要書類をどこかに置き忘れたりすることがしょっちゅうあった。

シアトルのマイクロソフト本社に出張したとき、現場に到着してから書類を忘れたことに気がついたこともあった。当時はスマホなどなかったので、慌てて秘書に国際電話をして送ってもらったのだが、自分はなんのために本社まで来たのか、さっぱり分からなくなってしまった。

それ以来、出張するときは、書類の入った紙袋をひとつだけ持って行くことにした。下手にスーツケースなど用意すると、うっかり書類を忘れてしまうからだ。税関では当然、「他の荷物を取ってこい」みたいなことを言われる。紙袋ひとつで日本からやってくる者などいないからだろう。

「この紙袋だけだ」と答えると、かえって怪しく思われ、問い詰められる。

だが、勤め先を聞かれ、マイクロソフトだと言うと、

「ああ……」

と妙に納得される。

「**マイクロソフトじゃしょうがない。こういう人が多いからね**」

社名を口にした途端、無罪放免となるのだ。

後に詳しく語ることになるが、マイクロソフト、いやIT業界には発達障害を抱える人の割合が高いと私は感じている。

シアトルの空港職員も、経験的にマイクロソフト関係者の奇妙な言動に慣れているのだろう。とにかく社名を出せば無事放免されるのが、その証拠だ。

5回に1回は約束をすっぽかす

「不注意」による忘れ物の話に戻ろう。

私が今使っているカバンは、リュックサックだ。カメラのケースと薬やティッシュが入っているポーチをリュックに入れて、近所の蕎麦屋に行くときも、それを持っていく。

あるときはカバンを持ち、あるときは持っていないというランダムな状態になると、いつカバンを忘れたかが分からなくなってしまうからだ。

リュックなら肩にストラップがかかっている感触があるので、なおいい。そういう習慣をつけてからカバンを失くすことがなくなった。

時間に関する「不注意」もある。**私は周囲の人から、非常に時間にルーズな人間だと思われているのだ。**

子どもの頃から遅刻の常習犯なのである。5分、10分遅れるという可愛いものばかりでなく、完全に約束を忘れてすっぽかしてしまうこともある。大人になった今でも、今日の約束を明日、昼間の約束を夜だと勘違いすることは珍しくない。

だが、本人にしてみれば、間違っている感覚はゼロだ。確信を持って、その時間に約束したと思っている。

そんな調子だから、5回に1回は約束をすっぽかす。わざと雲隠れしているのではないかと思われるのだが、本当に時間感覚を管理できないだけなのだ。何時になったらどこそこへ行け、と指図してくれる妻や秘書がいなければ、社会生活はかなり危うい。

私と似たような性癖の人たちと待ち合わせをすることもあるが、そうなると大変だ。約束の時刻になっても、誰もいない。

ひどい人の場合、30分遅れでやってきて、たった5分で帰ることもある。

そういう連中と飲み会の待ち合わせをするときは、あえて意表をつく場所を設定するのがコツだ。

赤坂や六本木などの有名な歓楽街ではなく、北区の尾久など下町の店で待ち合わせると、案外みんなやってくる。

普段は足を向けることのない非日常的な場所であるほど、記憶にひっかかりやすいのかもしれない。

「端っこ」が気になって仕方がない

ものごとに優先順位がつけられず、空間を片づけるのが苦手というのもADHDの特徴のひとつだ。

掃除をしている途中で以前探していた本を見つけて、そちらを読みふけってしまう。一度関心がそれると、元の作業に戻ることができず、いつまで経っても部屋が片づかないというように。

私の場合はといえば、確かに片づけを率先してやるほうではない。洗濯された洋服やクリーニング店から戻ってきた洋服を、どこにどうしまったらいいかが決められない。それらが床の上に山になって置いてある。もう1年ちょっとは、そうした状況だ。

自宅のデスクの上は、本やファイルの束、スピーカーやカメラなどが山のように重ねられている。それでも、自分なりの秩序は明確にある。本やファイルの角をきっちり揃えて重ねているのだ。

ある人が見れば雑多な印象を抱くかもしれないが、この秩序に気づいた別の人が見れば、整然とした印象を抱いてもらえるだろう。

前述の神経生物学者スーザン・バリーは、両眼立体視の能力が低い場合、二次元の視覚情報でものが重なり合って見えるため、近くに散らばっているものが気になって仕方がなくなる傾向があると著書で述べている。

それが原因かは分からないが、**私はものの角が揃っているかどうかが非常に気になる。**

目の前で話している人のノートや本がテーブルの直線に対して斜めに置かれていたりすると、気になって仕方がない。

それなりに親しい人であれば、会話をしながらひょいっと指でズラしてさりげなく真っ直ぐの状態に修正してしまう。箸やスプーンやフォークも、真っ直ぐセッティングされていないと気持ちが悪い。

衝動買いが止まらない

今はものに囲まれて生きている。

書評サイトの代表をやっている関係で、1週間に10冊以上献本が届く。以前住んでいた家は本の重みで床が抜けそうになったので、現在の自宅では地下にスペースを設けて、そこに蔵書を収納している。

蔵書の正確な数は分からない。推定で3トンくらいだろうか。

さらに、ここ数年はドローン（小型無人機）やカメラやオーディオなど、かなり魅力的な各種新製品が続々登場している。それらをどんどん衝動買いするので、芋づる式に関連商品も増えていく。

自分では秩序立てて配置しているつもりだが、あまりにものが多すぎて、部屋の中はおもちゃ箱をひっくり返したような状況だ。

「地震の後のヨドバシカメラみたい」

私の自宅を訪れ、そう評した人もいる。

買い物をするときには、迷わない。意思決定に5秒以上かかることは、滅多にない。

ドローンが発売され、欲しいと思うと、すぐに買ってしまうという具合だ。買って失敗したと後悔することはない。

買ったはいいが、結局使わないものや着ない服があったにしてもだ。

ＡＤＨＤの特性のひとつである「衝動性」が、買い物に反映されることもあるという。文字通りの「衝動買い」なのである。

私にも、その気がかなりある。特にアマゾンで買い物をするようになってからは、どんなにものを減らしても、それを上まわるペースでものを買ってしまう。というか、ものを減らしても1か月後に、また同じものを買ってしまったりする。

ちなみに今、買い物の9割はアマゾン経由だ。

常に持ち歩いているスマホに、店が常にオープンしているという状態は、ある意味悪夢かもしれない。

妻も衝動買い？

私の場合、**妻もまた衝動買いに近いものがあった。**

18歳で知り合い、すぐに一緒に住みはじめた。

妻には申し訳ないが、正直に言うと、いちいちデートのアポをとるのが面倒臭かったのだ。

社会人になって食えるようになり、24歳で結婚した。


これは私の持論だが、仕事ができる男たちは大抵、結婚年齢が低い。

30歳をすぎて結婚していない男は、仕事ができないに違いないとさえ思っている。というのも、私は仕事より結婚のほうが人生の優先順位が低いと考えているからだ。

結婚は衝動でもなんでもいいからさっさとしてしまって、その後、仕事でやりたいことを好きなだけやればいい。

経済的にも環境的にも問題はないのに、結婚を決断するのに何年もかけるというのは、ある意味で人生の無駄だ。

逆にそんなに結婚生活に夢を持っているのかと疑いたくなる。そんな男が仕事で成功できるわけがない。そういう持論なのだ。

とにかく直感的にパッと決めたら、迷わず行動に移してしまう。何事も「衝動性」を重要視する傾向が私にはある。

本もテレビも途中で切ってバラバラに

自宅にいる間、私はテレビをつけっ放しにしている。でも四六時中、テレビを観ているわけではない。

リアルタイムではなく、録画しておいた番組をどんどんザッピングし、面白そうな番組があれば15分くらい観て、飽きたらパソコンに向かってネットサーフィンをする。それに飽きると、今度は原稿を書くという具合だ。

とにかく、興味があちこちに散らばっていく。

ベンチャービジネスやＩＴ業界の人には、新規性のあるものに興味がひかれていくことが少なくない。これもＡＤＨＤの側面だ。

私は若い頃、本を読むときに常に10冊程度並行して読んでいた。過去に上梓した『本は10冊同時に読め！』という著書で、異なるジャンルの本を並列的に読むことを提案している。

異なるジャンルのかけ合わせが、思いもかけない面白いアイディアにつながることがある。それもまた経験的な真理だが、実は私の場合、1冊の本に集中できないという理由がある。

テレビもまた同様なのだ。ひとつの番組を1時間じっと座って観ることができない。よく録画している番組は『ＮＨＫスペシャル』『ブラタモリ』『日曜美術館』などだが、それぞれをはじめから終わりまで連続して観ていられないので、15分ないし30分ずつに切って観る。

同時並行で4番組くらいを行ったり来たりしている感覚だ。ギリギリ連続して観られるのは30分番組。連続性が重要なドラマでさえ、途中で切ってバラバラにしてしまう。

そんな具合なので、ＮＨＫの知り合いには、よくこう進言している。

「ＮＨＫスペシャルを30分ずつにして、途中にニュースを入れようよ」

というのも、私のようにひとつの番組に集中できない視聴者層は、少なからず存在すると思うからだ。30分番組をもっと作れば、そういう層をとり込めるはず。民放の番組がある程度の視聴率を稼いでいるのが、その証拠ではないだろうか。

民放は途中でＣＭを入れて番組を区切っているので、あらゆる層の視聴者が観ているのだと私は思っている。とてもいい内容で、もっと視聴率が伸びてもよいはずの番組がNHKに多いのは、そのせいではないだろうか。

督促メールで脳にスイッチが入る

私が自宅でテレビをつけっ放しにしている理由は、BGM替わりにしているという側面もある。原稿を書いたり、校正を読んだりしているとき、周囲がシ～ンとしていると、まったく進まないからだ。

かといって音楽をかけていると、ますます集中できない。人がボソボソしゃべっているようなカフェで、人々の声がさんざめいている状態が最も集中できるのだ。余談だが、そういう「さんざめきソフト」を作ったら、案外売れるかもしれない。

ただし、本当に切羽詰まったとき、来週の週刊誌の連載ページが白くなるかもしれないというときは、さすがにテレビは消している。

テレビを1時間消して無音状態でグッと集中すると、1時間で4時間分くらいの仕事ができる。これは追い込まれたときの最終手段だ。

モチベーション云々の話ではなく、一通の督促メールが来ると、それで脳に着火する。やる気モードを促す脳内の神経伝達物質が一気に放出されるのだろう。

1500字くらいの原稿であれば、1時間くらいでザッと書けてしまう。このときBGMは不用になる。

また、原稿の校正があがってくると、それを何度か見直して加筆や訂正をする。これを「赤入れ」というが、1回目の赤入れのときは音がないほうがいい。2回目は音があったほうがはかどる。私の脳が、自然にBGMの有無を選んでいるのだと思う。

テレビは30分が限界だが、書くとなると話は別だ。最長で4時間くらいは集中力を持続できる**〝過集中状態〟**となる。

「注意欠如」という言葉がつくＡＤＨＤは、ぼんやりして集中力がないと思われがちだが、興味のあるものごとについては人並み以上の集中力を発揮する。極端な「過集中」もまた、ひとつの特性として持ち合わせているのだ。

ただし、4時間ずっと書きっぱなしというわけではなく、参考文献を読み込んだりネットで検索をしたりする時間も、そこには含まれている。

私が書く本は小説ではないので、事実関係をひとつひとつ確認しながら書いていく必要がある。

私はこの「調べる」という作業が嫌いではない。調べものをしているうちに、今とりかかっている本に関するものではなく、別のネタがひょいと見つかる。それをフェイスブックに書き込むと、どこかの出版社の編集者が反応して、

「次はこのテーマで本を出しませんか？」

というオファーが舞い込む。調べものが新しい仕事につながる。私はこれを〝撒き餌〟と呼んでいる。

2年間会社に行かずゲームにハマる

書くこと以上に私が〝過集中状態〟でハマるのが、ゲームである。

これまで最もハマったのは、「ファイナルファンタジーXI」というゲームだ。マイクロソフトを退社し、投資コンサルティング会社を起業した47歳のとき、このゲームにのめり込んだ。

しかも2年間ものめり込み、総プレー時間は3000時間以上に及んだ。テレビは30分と持たないのに、ゲームとなると朝から晩まで集中して向き合えるのが自分でも不思議である。

もちろん、会社に行く暇などない。2年間もろくに姿を現さない社長に呆れて、会社を去った社員もいる。当たり前の話だ。

ごく最近ハマったのはプレイステーションの「Horizon Zero Dawn」

というゲーム。プレーヤーがハンターとなり、謎の機械に支配された地球を探索してハンティングをするというアクションRPG(ロール・プレイング・ゲーム)で、近来稀に見る秀作だった。

あまりの面白さに周囲の人にすすめたが、そのほとんどがハマってしまい、

「仕事にならない。なんてゲームを紹介してくれたんだ!」

などと文句が寄せられた。

このときは朝の6時から9時までゲームをして、とりあえず会社に顔を出す。昼すぎに自宅へ帰って昼メシを食べて、再びゲームにとりかかり寝るまで続ける。さして重要ではないアポイントメントは、すっぽかすという日々だった。ただし、今回は「ファイナルファンタジーⅪ」のときとは違って、2週間程度でケリがついた。

私はクリアすることを目的にゲームをしていない。そのゲームの世界観に入り込み、自分が映画の主人公になったような感覚を味わうのが好きなのだ。

見たこともない異世界を旅行している感覚とでもいうのだろうか。実際の旅行なら、2週間くらいの滞在が限度だろう。

どんなに素晴らしいリゾート地や刺激的な都市でも、2週間以上とどまっていると飽きてしまい、そろそろ家に帰りたいと思う。

ゲームも同じで、たとえクリアできなくても旅行感覚が味わえれば、それで十分なのだ。

「ファイナルファンタジーXI」に2年も「過集中」してしまったのは、ひとえにオンラインゲームだったせいだ。

パッケージされたゲームの場合、世界観はひとつだが、オンラインとなると重層的な世界観が20個くらいに広がっていく。

ゲームに疲れたら、仲間とチャットで話し、みんなで静かで穏やかな世界に戻って休憩をとったりする。休んだら、また冒険に出かけることができる。

そうやって2週間が1か月になり、1か月が半年になり、気づいたら2年という月日を費やしていた。オンラインゲームは魅力的だが、私のようなタイプにはかなり危険なのである。

さて、ここまで私のざっくりした性癖を書いてきた。**客観的に見てみると、やはり普通とはちょっと違っているような気がする。というか、結構な変人だろう。**

ただ、これまでの人生で、私は間違った選択を一度もしていないという自信がある。仕事も常に遊び感覚で楽しんできたように思う。

対談

それはADHDの特徴ですね

香山リカ×成毛 眞

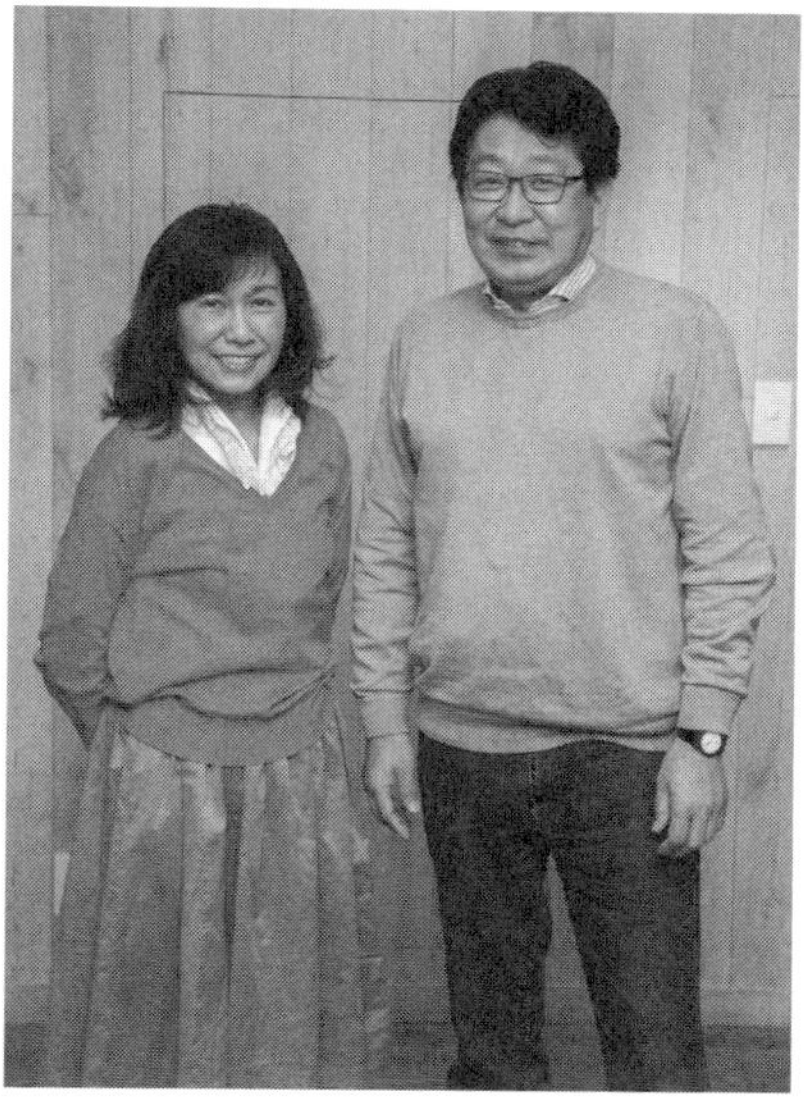

かやま・りか

1960年北海道生まれ。精神科医。東京医科大卒。立教大学現代心理学部映像身体学科教授。豊富な臨床経験を生かして、現代人の心の問題を中心にさまざまなメディアで発言を続けている。専門は精神病理学。近著に『香山リカと哲学者たち 明るい哲学の練習 最後に支えてくれるものへ』(ぷねうま舎)など多数。

▼▼ 発達障害者は社会にたくさんいる

香山 成毛さんご自身は、いつ頃からご自分をＡＤＨＤだと思うようになったんですか。

成毛 30年ほど前です。ビル・ゲイツを観ていて、なんかこの人おかしいなと思ったのがきっかけでした。会議中ずっと体の揺れが止まらないとか、比喩が分からないとか。それで自分も軽い発達障害じゃないかと疑うようになったんです。

香山 ああ、抽象的な比喩が分からないというのはアスペルガー症候群——今はこの診断名は使いませんが——の特徴ですね。典型的なＡＤＨＤとも違うようです。ある人が、会社でミスが多くて上司から怒られて。〝どこが悪いんですか〟と聞いたら〝自分の胸に手をあてて聞いてみろ〟と言われたんです。次の日の朝、真面目な顔で〝一晩考えましたが、自分の胸に手をあてていくら聞いても答えが出てきません〟と上司に報告してびっくりされる、といったケースもありました。

成毛 大人になってから発達障害に気づくという人は少なくないんですよね。

香山 はい。大人になると、思わせぶりな言いまわしとか言葉の外の意味を汲んだり、空気を読まなきゃいけなかったりする局面が多くなりますから。たとえば社内恋愛もそう。同じ会社の女子社員にずっとプレゼントを贈り続けていた男性がいて、女子社員は〝あなたとはお友だちとしてつき合いたい〟と穏便に断ったつもりが、その男性には通じない。次の日も〝友だちとして差し上げます〟と、プレゼントをしたりする。

成毛 断られたことが分からないんですね。誰かまわりに少し変わった人がいると〝もしかして自分も〟と思います。でも発達障害がこれだけ大騒ぎになったのは、ごく最近じゃないですか？

香山 今、過剰診断というのも問題になっています。診断名をつけなくていいような人まで診断されているんじゃないかとも言われているんです。ただ、ある程度以上、重症の自閉症スペクトラムの子どもは早期に見つけてあげたほうが、コミュニケーションのトレーニングが早期に開始できるのでいいという議論もあります。でも、それは赤ちゃんの頃からいっさい親と目を合わせないレベルの場合です。日常生活でトラブルにならないＡＤＨＤやアスペルガー的な人は、社会の中にたくさんいると思います。

成毛　そう思います。実際、当時のマイクロソフトの幹部連中は、全員どこかおかしい。だからこそ、あれだけ大きく成長したと僕は思っているんです。アメリカは、そういう人間がいても大丈夫。学校や会社にヘンテコな奴がいても、それが普通に受け入れられる。ところが日本では、何が何でも教室の中でじっと座ってなきゃいけない。この本を出そうと思ったのは、そういう日本の状況をいかがなものかと問いかけたかったからです。

香山　成毛さんも、じっと座っていられなかったタイプ？

成毛　すぐ授業に飽きるし、同時に居心地も悪かったので。人の話を1時間以上まともに聞くのは不可能です。学生時代もそうだし、社会人になってもそう。営業会議で人の話を聞いているのが無理なので、部屋を出てしまうんです。仕事だけじゃなく、映画をじっと観ているのも危ないわけですよ。

香山 本は読み通せるんですか？

成毛 本は問題ないんです。小中高を卒業できた理由は、授業中にずっと本を読んでいたからかもしれません。

香山 ＡＤＨＤには大きな３本柱、「多動性」と「衝動性」と「不注意」があります。成毛さんは多動性の傾向があるようですが、衝動性は？　人がしゃべっているときに遮るということはありますか？

成毛 バンバン遮ります（笑）。

香山 衝動買いみたいなのはありますか？

成毛 ひどいですね。アマゾンには去年だけで３００万円くらい使ってるんじゃないでしょうか。

香山 不注意とか片づけられないとかそういうことは？

成毛 忘れ物は常時です。でも、最近はだんだんよくなりました。近所のスーパーに行くときも仕事に行くときのリュックを担いでいきます。肩にストラップがかかってないと変だということを、自分の脳に記憶させています。それで忘れ物はだいぶ、なくなりました。

香山 ご自身の特性というか、ここはちょっと気をつけなきゃということは把握されているんですね。

成毛 もう大人ですからね。生きていくうえで問題はないです。とはいえ、しょっちゅう体が動くのは面倒くさいなとは思いますけど。今もほら、動いてますでしょ？

▼▼発達障害者にとっての幸せとは

香山 今は多動性を抑えるのに効果的とされる薬があるんですけど、そういう治療を受けたいとは思いませんか？

成毛　それはないですね。今のほうが仕事的には都合がいいんです。あらゆる分野に興味を持てますから。ここ2〜3年の間に出した本のテーマはハチャメチャです。歌舞伎入門、巨大科学の現場探検、エッセイ、『コスパ飯』という食事の本。書き手が本当にひとりの人間なんだろうかというくらいバラバラです。

香山　確かに、ある程度社会性を備えたADHDの方はマルチタスクというか、PCモニターにたくさんウインドウを開いているような感じで仕事をされる方がいますよね。それぞれ違う作業を、ほとんど同時にこなすような感じで。

成毛　そうですね。家にもノートパソコンが2台あって、常にウインドウを5つくらい開いてます。こっち側で量子力学の情報を検索して、こっち側では歌舞伎の情報を見ているという。

香山　それはADHDの特徴ですね。アスペルガーの人は、逆にひとつのことを探求することが得意。もう亡くなった方ですが、アメリカに生物学者でノーベル生理学・医学賞を受賞されたバーバラ・マクリントックという女性がいました。生涯独身を貫いてトウモロコシの遺伝子研究をした人で、家とトウモロコシ畑を往復するだけの人生を送りました。彼女はかなり昔の研究が評価されてノーベル賞を受賞したことをお弟子さんたちから聞いたとき、「あ、そう」と言って、またすぐ仕事に戻ったそうです。

成毛 ああ、なるほど。

香山 まわりからは恋愛も結婚もしない寂しい女性に見えたかもしれませんけど、本人は何の不満もなく幸せな人生を送ったんだと思います。

成毛 過去の研究でノーベル賞をとっても、何とも思わない。彼女もアスペルガー系なんですかね。実は僕も過去のことをほとんど覚えていないんです。人から過去に失敗したこととか嬉しかったことはあるかと聞かれても、何も思い出せない。

香山 継続的にずっと同じものを愛でるということはないんですか？

成毛 近い将来、これをやりたいあれをやりたい、というのはたくさんあります。

香山　そうやって積み重ねた仕事で評価されたら、やっぱり嬉しいんじゃないですか？

成毛　いや〜。何度か賞をもらったことはありますけど、それが嬉しくないんです。マイクロソフトの社内アワードも一度も行ったことがない。

香山　勲章や権力に興味がないんですね。

成毛　まったくないです。

香山　成毛さんにとっての「喜び」って何ですか？

成毛　今、やりたいことをやれていることが楽しいです。サラリーマンじゃないから、たとえば今、この場からふらっと逃げて歌舞伎を観に行くこともできる。会社員を辞めてからは、本当に幸せだと感じてます。

香山　会社員時代はちゃんと出勤されていた？

成毛　年に9か月くらいは、出勤してました。夏は長期のバカンスをとったりしてましたけど。だから、〝海外の子会社だと自分が行くときに必ず支社長が空港まで迎えに来るけど、日本だけは来ないよね〟とビル・ゲイツが言ってました。

香山 他者への共感とかはどうなんですか？

成毛 悲しい物語を見聞きしてボロボロ泣くとか、そういうことはないです。そもそも、そのたぐいの物語に興味はありません。

香山 書評をされるから小説とか読まれますよね。

成毛 僕は小説を読まないんです。仕事で書評を注文されない限りは。

香山 じゃあ歌舞伎を観て、物語に感情移入したりもしないんですか？

成毛 歌舞伎はお花見に行く感じです。幕間にシャンパンを飲んで、いい気持ちになって舞台を眺めている感じ。ただし、他の劇場ではなく歌舞伎座じゃないとダメなんです。あそこは祝祭空間みたいなものですね。

香山 場所が重要なんですね。歌舞伎は最後までソワソワしないで観られるんですか？

成毛 それが、好きな役者と好きな演目以外では、席に座っていないんです。大体、３つ演目がありますが、今月は最後の演目しか観ていません。

香山　歌舞伎でも、やっぱりじっとしていられないんですね。

▼▼発達障害で最も苦労しているのは主婦

成毛　ある人が、もしADHDで生きづらいという場合、ADHDを治すべきなのかどうなのか、といつも思うんです。生きづらいところから逃げればいいだけの話じゃないかと。

香山　それは、そう思います。私が知る世界的なIT企業にも、アスペルガーと思われる人たちがたくさんいます。これは、その人たちの特性を企業が買っているということ。ただ、仕事以外の人間関係で問題が起きることがあるんです。

成毛　そういう意味では外資系、特にアメリカのようなサラッとした関係性の職場のほうがいいかもしれないですよね。

香山 仕事さえちゃんとやってくれれば、あとは自由ですものね。今、発達障害の薬を出している会社が、そういう病気があるということを一生懸命、啓蒙している側面があるんです。患者さんを掘り起こして薬を売ることが目的なんですが、そうした啓蒙活動が病気を作ってるんじゃないかと一部では問題になっています。

成毛 でも、そういう啓蒙活動を見て、むしろＡＤＨＤでよかったという人も絶対いると思う。自分の特性を伸ばしていって、まわりの人

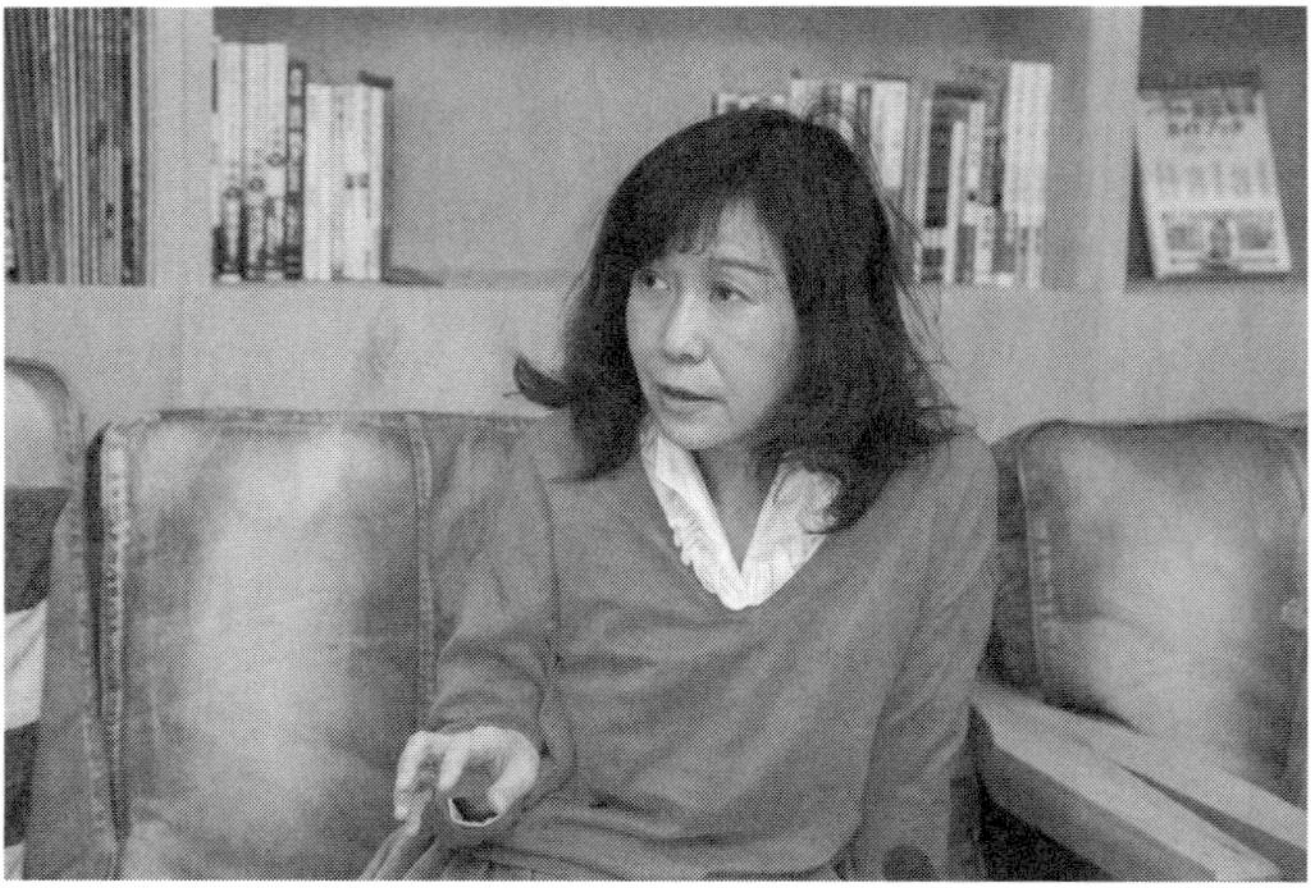

たちがその部分に目を向けることで、〝ひょっとしてこの人、天才かもしれない〟と見方が変わるかもしれない。社会全体としてはいいことなんじゃないかと。

香山 ビジネスの分野では、そういう人たちが生かされる現場があるからいいんです。でも、私が診察室で一番苦労されているなと思うのは主婦の方。片づけとか子育てとか、発達障害の人にとって一番苦手とされることを要求されていますから。

成毛 ああ、そうかぁ。それはそうですね。

香山 専業主婦なのに全然片づけられないとか、食事の献立をどう組み立てればいいか分からないとか、料理の途中で何を作ってるのか分からなくなって全然別のものができてしまうとか。しかも、それがまずかったりすると、夫が怒り出す。なるべく夫を診察室に呼んで奥さんの特性を理解してくださいと言うんですが、夫のほうは根性で何とかなるとか、妻がだらしないだけと思っているんです。私はそういう特性だから家事は夫にやってもらって自分は働くわ、ということができればいいんですけど、なかなかそうもいきません。

成毛　確かに。子どもを育てている間は厳しいでしょうけど、それ以降は特性を生かして仕事をさせてあげたいですね。

香山　そう思います。子育てが終わったら外に関心を向けたり、家でできることもあると思います。

成毛　ADHDの特性のひとつに、「過集中」があるじゃないですか。何が自分にとってのめり込める対象になるか探し出すと、それはそれで面白い。対象が見つかったら仕事にするという方法もあると思います。

香山　そうですね。たとえば、アスペルガーの人は「共感覚」といって、音楽が見えるとか風に味があるという、一般とは違う感覚でものを表現する能力があるんです。宮沢賢治がそうだったんじゃないかと言われているんですけど。

成毛　音楽家とかに多いですよね。知り合いの音楽家も、〝今日のコードはピンクっぽい感じです〟というようなことをよく言います。そういう感覚、味わってみたいですね。

香山 そういうことをすごい、とまわりが評価する環境があればいいですよね。ピンクのコードなんかないんだから、ちゃんとEマイナーとかAマイナーと言いなさいとなったら楽しくない。

▼▼成長するにつれて脳の構造が変わる?

成毛 ところで、発達障害が注目されるようになったのは、いつ頃からなんでしょう。

香山 アメリカの精神科医レオン・カナーが「早期幼児自閉症」という概念を提唱したのは1943年です。

成毛 それが、障害と障害の間に明確な境界線を設けない「スペクトラム」という概念で捉えられるようになったのは……。

香山 ごく最近です。私たちが使っているDSMというアメリカの精神疾患ガイドラインがあるんですが、それが改訂されるたびに発達障害の捉え方が変わるんです。現在使われているのは、2013年に発行された第5版ですが、アスペルガー症候群という言葉がなくなり、これからはスペクトラムとして捉えましょうとか。でも、今までアスペルガーと診断されていた人がいきなりそうじゃないと言われても困るので、慣習的には言葉が残っています。私が精神科医になった30年くらい前、自閉症は環境や育て方の問題だと思われていました。今ではその原因が脳の機能障害で、育てられ方とかしつけとかは関係ないことが周知されるようになっています。ADHDに関しては、ドーパミンとかノルアドレナリンの伝達システムに問題があることが分かっています。でも、どうしてそうなるのかは全然分かっていないんです。

成毛 どちらにしても発達障害というのは結構、遺伝的なものなのでしょうか。

香山 うーん、それは何とも言えないです。遺伝の要素はあるけど、それが確実とは分かっていません。

成毛 うちの娘は多動性であらゆることに興味をもってしまうとか、仕事に過集中して会社から戻って来ないとか。そういうところはたぶん、僕に似ているんです。本人も、〝パパのADHDの2分の1くらいだね〟と言ってます。

香山 お父さんをひとつのロールモデルとして見ている可能性もありますよ。単純に生物学的な遺伝なのか心理的に影響を受けているのかは、ちょっと分からないですね。

成毛 だとしたら、他の発達障害も後天的影響が強いということですか?

香山 そういうことも、おおいにあると思います。

成毛 とはいえ、歳をとってくると、かなり症状が緩和してきますよね。

香山 場数を踏みながら、学習しているんじゃないでしょうか。

成毛 ああ、そうですよね。学習しながら、脳の構造を自分で変えてるんじゃないかと思うんですよ。

香山 脳には処理システムを再構成するという可塑性がありますからね。

成毛 アドレナリンやドーパミンが継続的に出続ける仕組みにならないと生きていけないわけだから、それなりに環境に対応しているんじゃないかと思います。

香山 医者になってから発達障害の概念に触れて、中学のときの同級生のことを思い出したんです。そうか、◯◯くんはアスペルガーだったんだ、とか、あの落ち着きのなかった◯◯ちゃんはＡＤＨＤだったんだ、と勝手に思ってたんですよ。それで20年ぶりくらいに同窓会に行ってみたら、みんな普通のおじさんおばさんになっていて。私なんかよりずっと処世術に長けているんです。私の見立てが間違ってたのか、それとも歳をとって特性が薄まったのか……。

成毛 環境に適応したんだと思います。僕に関していうと、環境がそれほど悪くなかった。最初の外資系の会社では好き勝手やってましたし、マイクロソフトでもやりたい放題。45歳でサラリーマンを辞めたらさらに自由になって、何にも適応する必要がない。だから今でも落ち着きがない（笑）。

香山　だから逆に、矯正しなくてよかったのかもしれないですね。

成毛　僕みたいなのは、すごく幸せだと思います。

▼▼発達障害だからこそジョブマッチが重要

香山　矯正して社会に適応するのと、矯正しないままで生きていくのではどちらがいいんでしょうか。

成毛　僕は矯正しなくていいんだったら、そのほうが幸せだと思います。

香山　あるいは、矯正しようと思えば、脳は可塑性があるから自然に矯正できるということですね。

成毛　そうだと思います。

香山　私もあまり、子どものうちに診断を確定してしまうのはどうかと思っているんです。もちろん、重度の例で早く対処したほうがいい場合は別として。小児の精神科には、今半年待ちとか1年待ちとか、受診希望の保護者と子どもが押し寄せているわけですよ。うちの子もそうなんじゃないかって。でも、あまり明らかじゃないケースに関しては、そんなに診断をつけなくていいんじゃないかと思うんです。

成毛 同感です。

香山 成毛さんみたいに、自分は変わらないけれど、自分にマッチした職場を選んで就職することもできますものね。ただ、今の仕組みだと難しいかもしれない。私の患者さんで、一流大学を出たのにとにかく面接で就職試験に落ちるという人がいました。筆記試験が素晴らしくよくても、協調性がないから落ちる。受けても受けても、落ちてしまう。どうしたらいいのか分からないということで病院に来て、〝あなたはアスペルガーだと思います〟と診断したら、すごく腑に落ちて安心したという例もありました。

成毛 不思議なことに、そういう人に限って銀行とかを受けるんですよ。広告代理店を受ければいいのに。会社って面接主義で、どこの大学を出ていようがある意味関係ないんです。なぜ面接をするかというと、その人が会社の雰囲気に合うかどうかを見るため。クリエイティブな能力が必要な会社は、アスペルガーやADHDの人をたくさん入れたほうがいい。プログラミングをガンガンやるIT企業なら、過集中できる人を入れればいい。そう考えると、就職試験に受からないと悩んでいる人たちは、ジョブマッチというのが下手な

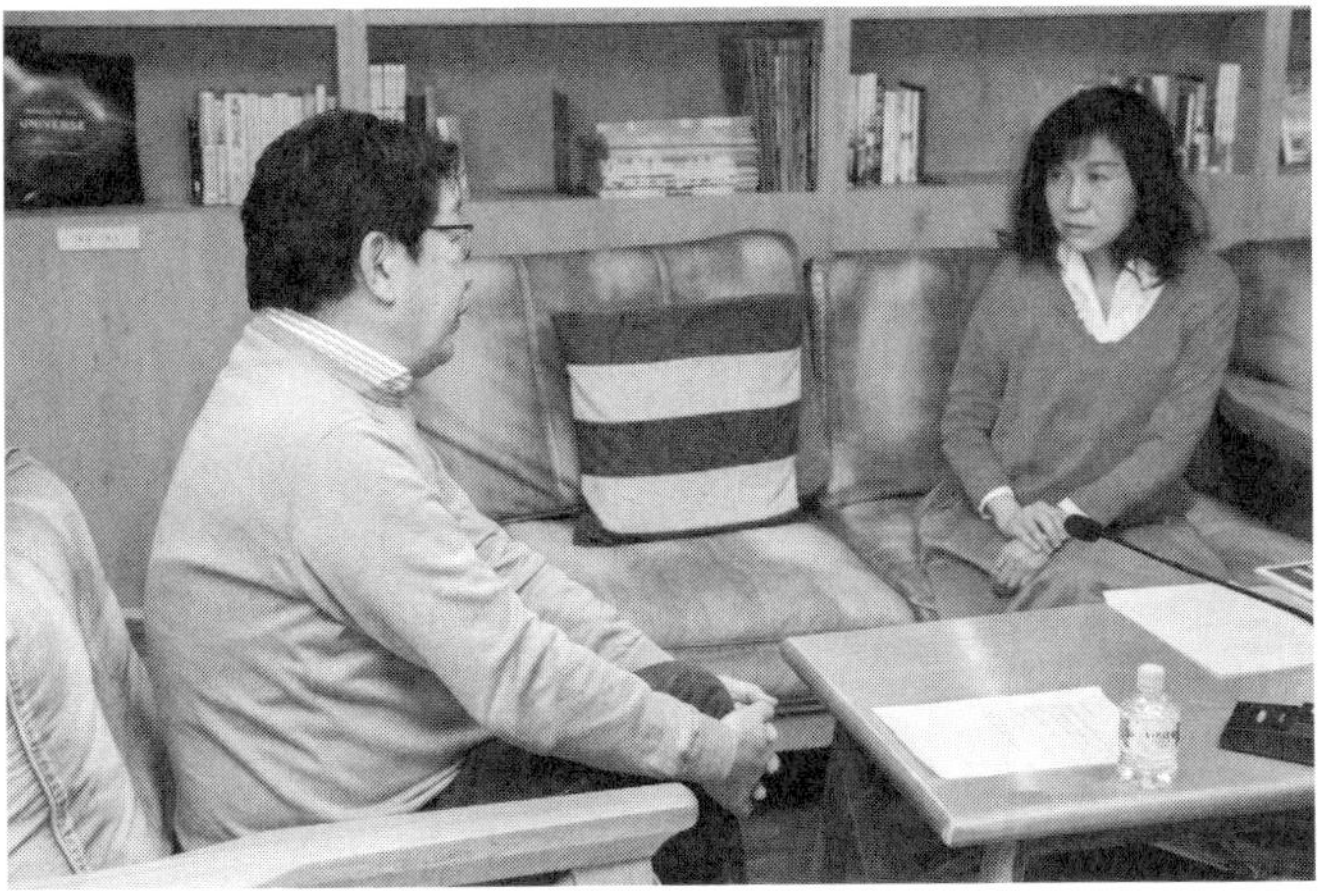

だけかもしれないですね。

香山 人との関係性が構築できないけど、集中力はあるからＩＴに行こうとか。

成毛 そういう自分の特性を見極めることが重要かもしれないです。

香山 これはどう思います？　今医学部を受ける人がたくさんいて、ある大学なんかは医学部の約1割がアスペルガー的な人らしいんです。医者って知識や技術も必要ですけど、ある種のコミュニケーション能力も不可欠じゃないですか。でもそういう人が医者になると、〝あなたは、がんです〟とか〝5年生存率は21％です〟とか、ロボットみたいに口にしてしまう。だから医学部としては、そういう人が入ってくるのはちょっと問題じゃないかという議論になっているんです。

成毛 それも、医局の振り分けをうまく考えればいいんじゃないですか。アスペルガー的な人は基礎研究にまわすとか。多動性のＡＤＨＤはＥＲ（救急救命室）に行かせるとか。

香山 なるほど、それはありかもしれない。

成毛　ＡＤＨＤの人は喜んじゃったりして。うわ今度は脚だ、今度は手だとどんどん対象が変わっていくから。

▼▼自分の座標点を把握するということ

成毛　スペクトラムというのは、たとえば縦軸でものすごく強度の高いアスペルガー的な要素のある人と、普通の人に近い人がいる。さらに横軸ではＡＤＨＤとか学習障害という異なる特性の発達障害もある。その中のどういうポジションに自分がいるかという意味を持つわけですよね。

香山　そうですね。でもそれとは別に、広汎性発達障害という自閉症やアスペルガーを含む５つの障害を含むグルーピングもあって、あなたはどこの座標に位置するかというのは、なかなか分かりにくいんです。

成毛　ただ、その座標がある程度分からないと対処のしようがない。０か１かで、はいあなたは障害者、あなたは健常者、というわけにはいかないですよね。

香山 それはそうですね。

成毛 自分がもしも発達障害かなと思ったら、お医者さんに行くのもいいんだけど、それなりに自分で折り合いをつけることも大事じゃないかと。

香山 その通りだと思います。なんでまわりが分かってくれないんだろうと思い込まずに、自分を分かってくれる場所を探すということを、モチベーションをもってやってほしいと思います。

成毛 もし自分がすごい発達障害だと思ったとき、精神科の選び方ってあるんですか?

香山 日本はよきにつけ悪しきにつけ、標準的な感じです。超極悪というところは、あまりありません。ただ、今は精神医療がバブルみたいな状態になっていて、大手でやっているところは、行くたびに医師が変わるというところもあります。精神医療は患者がどんな家族背景で経済状態でということも治療に関係してくるので、私はシフト制で毎回先生が変わるところは、どうかなと思います。

成毛 そうですよね。家族や環境の許容度がどれくらいあるかによって、無駄な投薬をしなくて済むかもしれないし。

香山 大人の発達障害の専門クリニックを標榜しているところも、だからといってものすごく精度の高い診断とか治療をしてくれるかというと、そんなこともないんです。だから病院選びに関しては、ここじゃなきゃダメということはありません。ただ、あまりお歳を召した方だと、情報がアップデートできていない場合もあるので、30代から50代くらいの医師を選んだほうがいいかもしれません。

成毛 確かに。医療はどの分野でも、この10年の進歩は20世紀の半分くらいのレベルに相当するそうですから。

香山 成人の発達障害の専門クリニックはとにかく混んでいて、初診の予約の取りづらさは高級レストランどころじゃありません。5月分の予約の電話は4月何日と決まっていて、かけてもずっと話し中、やっと電話がつながっても、もう5月分の予約は全部埋まってしまっている、なんてことも。

成毛 すごいですね。

香山 もっとたくさんの病院で診療できればいいんですけど、なぜ増えないかというと、ひとつはお金の問題があるんです。患者さんとの面談には2時間も3時間もかかります。でも、私たち精神科医の勤務体系は時間制ではないんです。私の務めている病院も、初診でせいぜい20～30分しか枠がとれない。2時間3時間の面談を受けたいなら、大学病院か、あとは自由診療で1日10万円くらいで診断しますというクリニックに行くしかない。そういう病院も、予約でいっぱいの状態です。

成毛 みんなどれだけ悩んでいるのかと考えると、ちょっと怖いですね。

香山 でも、診断されたからといって、その後にすることは普通のことです。忘れ物をしないようにメモしなさいとか、多動性を抑える薬を処方するとか。

成毛 今日、結構長く話をさせていただいてますよね。こういう話で大体、診断がつくものなんですか？

香山　うーん。子ども時代のことを聞かないと分からないんです。「客観的評価」といって、家族からそのときの話を聞くのが一般的です。子ども時代の成績表を持ってきてもらうこともあります。落ち着きがなかったと本人が言っていても、家族からは「そうでもなかったですよ」という場合もあるので。発達障害は大人になって突然はじまるものではないので、子ども時代の客観的評価が大事になってくるんです。

成毛　なるほど。でもそうまでして区分するのも、やっぱりどうかと思います。

香山　私もそう思います。脳の発達って、いっせいのせ！　で、全体に発達するわけではないし。女性だって胸が先に大きくなる人もいれば、背が先に高くなる人もいます。それと同じ。私もＡＤＨＤの人と話をしていると、この点とこの点は私の中にも如実にあるな、と思うことがあります。だから、そんなにはっきりと線引きできないんじゃないですかね。

成毛　それを聞いて安心しました。

第2章
ＩＴ業界は発達障害者だらけ？

パソコン業界への転職

あとで詳しく説明するが、私は大学を卒業してから3年間、日米合併の自動車部品メーカーに勤めていた。

その傍らで、暇つぶしでパソコンに手を出していた。

当時、私が入手したのは、1977年発売で世界初のパソコンとされる「PET2001」シリーズの「PET2001-32」。8ビットCPU（中央演算処理装置）を搭載したこのPCは、39万8000円だったと記憶している。

70~80年代初頭といえば、パソコンの黎明期。日本でパソコンを扱う者はものすごく少数で、パソコンは処理能力が低いわりにとても高価だった。

その少数派のひとりだった私は、手にしたパソコンでプログラミングをして遊んでいた。今でこそ、「Java」「C」「Ruby」など、さまざまなプログラミング言語があるが、当時は「ベーシック」と「アセンブラ」のふたつだけだった。

ただ、どういうわけかプログラミングという作業にはハマることはなく、どちらかというと面倒くさいと感じていた。それでも、徐々にパソコンに関わる仕事をしたいと思うようになっていった。

そこで狙いをつけたのは、『月刊アスキー』というパソコン誌を出版していたアスキー出版だった。

当時、日本最大のパソコン誌の出版社で、雑誌だけでなく書籍の出版やプログラミングソフトの販売も手がけていた。

そこで中途採用を募集しているというので、早速、表参道にあったアスキー出版に出向いてトップの西和彦氏の面接を受けたところ、あっさり採用となった。

採用が決まった瞬間、迷うことなく自動車部品メーカーに辞表を出した。会社のほうも、私が普通のサラリーマンの枠には収まらないだろうと思っていたのか、特にもめることはなく円満退社となった。

転職後すぐに子会社へ出向の憂き目に

当時の勤務地だった大阪から東京へ住居を移し、アスキー出版の社員としての日々がはじまった。私は、この出版社で編集業に携わりたいと思っていた。もともと読書好きということもあり、雑誌や書籍の編集をして経験を積めば、業界内転職ができるだろうと踏んでいたのだ。そして、いずれは新潮社の社員になれるかもしれないと勝手に妄想していた。

ところが、入社して1週間くらい経ったとき、辞令が下った。子会社の「アスキーマイクロソフト」という会社に出向しろというのだ。

もう説明するまでもないが、マイクロソフトは1975年にビル・ゲイツらによって設立されたソフトウェアの開発・販売会社だ。

パソコン向けに画期的なソフトウェアを提供し、急激に台頭しつつあったマイクロソフトは、78年、最初の海外代理店を日本に置いた。西和彦氏がビル・ゲイツのもとを訪れて親睦を深めた結果、設立されたのがアスキーマイクロソフトだった。

その会社へと、私はいきなり出向となったわけだ。編集者になって、いずれ新潮社に転職する妄想は、この時点で断たれてしまった。

誰にも真似できない契約交渉

アスキーマイクロソフトで配属されたのは、前職の自動車部品メーカー時代と同じ営業だった。ただし、今回はものを売る営業ではなく、契約の条文交渉だ。どういうものをいくらで売るかは、ビル・ゲイツや西和彦氏が基本的に決めるので、その決めたことの後始末をするというイメージだ。

パソコンを作る日本企業で、マイクロソフトからソフトウェアを買っていない会社はない。文字通りシェア100%である。交渉相手は、NEC、富士通、日立製作所、東芝など、名だたる日本のパソコンメーカーだった。

契約書は、すべて英語。日米の著作権法が絡んでくるので、営業というよりは法務の仕事に近い。実際、交渉先となるメーカーの窓口は法務部で、実際に交渉するのは半分くらいが弁護士が相手だった。

会社によって守勢ポイントは違ってくるので、著作権法には相当詳しくなければならない。

アスキーマイクロソフトの担当者は、私を含めてふたり。もうひとりは、どちらかというとエンジニア系で契約関係については暗い。実質的には、私ひとりで対応するしかない状態だった。

そうした環境で仕事をする中、日米の著作権法を含めて、法律には弁護士並みに詳しくなった。

契約書の中身は、もちろん専門用語だらけ。これについては参考になる本をざっくり読んでクリアした。

そうした交渉を続けていると、契約書を扱う他の人が追随できなくなってくる。乱暴にいえば、セールスの営業は誰にでも真似できる。

「ご機嫌いかがですか?」

「お酒、もう1杯いかがですか?」

「もうちょっと勉強しますよ」

「とてもお似合いですよ」

などと、お愛想を言って相手を気分よくさせ、ものを買わせればいい。

ところが、法務関係の営業の仕事となると、ちょっとやそっとでは真似ができない。法務の専門家と向かい合って交渉していると、一般の会社員であれば途中から何を言っているのかさえ分からなくなるだろう。

法務専門の社員であれば、労務・労災、M&A(合併・買収)などには詳しくても、著作権の絡んだ契約交渉には疎い人が少なくない。法務関係者でさえ会話についてこられないこともある。こういう仕事は、他の職種に比べて圧倒的な差別化につながる。

ただし、私がこの手の仕事に興味を覚えていたのかといえば、答えはノーだ。仕事なのでやるしかないし、やらねば食えない。そこそこ面白く、やりがいはあったが、〝過集中状態〟でハマったというわけではなかった。

好き勝手にやりたい放題

パソコン業界では有名な話だが、1985年にビル・ゲイツと西和彦氏が大げんかをして決裂、マイクロソフトとアスキーの代理店契約は解消された。

その後、マイクロソフト本社が100%出資する日本法人「日本マイクロソフト株式会社」を設置することになったのだが、そのときにソフトウエア開発部の連中がごっそりと引き抜かれた。私も、そのうちのひとりだった。

これは、徳川家康の戦略だ。勝利した武田方の武将が優れていたので、そっくり総抱えにしたという図式に似ている。

こうして私は日本マイクロソフトの社員となった。30歳のときだった。

日本マイクロソフトで言い渡された役職は「ＯＥＭ営業部長」。ＯＥＭとは「Original Equipment Manufacturing」の略で、他社メーカーで製造されたものを自社ブランドとして売り込むシステムだ。新聞などでは「相手先ブランドによる生産」と訳されることが多い。

自動車の座席シートや麺などの加工食品、化粧品やサプリメントなどの分野では、ＯＥＭ生産が導入されることが多い。

パソコンでいうと、マイクロソフトはＯＳ（基本ソフト）を製造する受注側のＯＥＭメーカーで、ＩＢＭやＮＥＣや東芝は委託者側のメーカーとなる。

私の営業相手は、パソコンに打って出ようとしていた、そうした大手メーカーだった。

日本のメーカーがＷｉｎｄｏｗｓやＭＳ-ＤＯＳが組み込まれたパソコンを売る。それが売れれば売れるほど、日本マイクロソフトが潤う。

当時、日本のパソコンメーカーは海外への輸出も積極的だったこともあり、マイクロソフト全社の売り上げの約半分の利益を日本マイクロソフトが稼いだときもあった。

そういう勢いもあって、ＯＥＭ営業部長になってからは、好き勝手にやりたい放題となった。

後で聞いたところによると、日本マイクロソフトはマイクロソフト本社が全世界の接待費の半分をつかったと言われたくらいである。

その2年後の１９８７年、パッケージデザインや広告を日本仕様に新しく作り替えるという指示が上の方から出た。顧客はワールドワイドに通用するものが欲しいはずなので、これは暴挙という以外に言いようがない。

結果的には、経費がかかりすぎて赤字に陥ってしまった。

そのリカバリーをせよと、私がアメリカ本社からOEM営業部長兼マーケティング部長に指名された。社長に就任したのは90年だったが、事実上の組織のトップになったのは、このときからだ。

ビル・ゲイツはアスペルガー?

「ビル・ゲイツとは、どんな関係なのですか?」

よく聞かれる質問だが、ビルとは個人的にはつき合いがない。アメリカ本社で行われる会議やパーティで挨拶を交わし、年に3、4回、ビルが日本にやってくるときにアテンドをするくらいの関係だった。

ビルが東京のメガバンクの社長だとすれば、私は大阪支店長くらいのポジション。大阪支社は開発も資金調達もしなくていい。東京本社の作った新しい定期預金を売ってくれればいい。

標準語を話さなくていいから、大阪弁だけ使っておけというイメージだ。

密度が濃いとはいえない関係だったが、そんな私にも**ビル・ゲイツは間違いなくアスペルガー症候群だと思えることがいくつかあった。**

冒頭で書いたように、**比喩や冗談が分からないのもそのひとつ。会議中にずっと体を前後に動かしているというのも、発達障害を匂わせる行動だ。**

アメリカ本社で行われる会議で、ビルが座る席は一番奥のいわゆる「上座」ではない。出口が比較的近く逃げやすい席、宴会で幹事が座るような席が定位置なのだ。

幹部はビルが座る側に並び、会議にはじめて参加する社員は、上座の奥の席に座らされる。だから、周囲の幹部は新参者の社員に必ずこうアドバイスをする。

「ビルを見ちゃダメだぞ。見続けていると船酔いするからな」

5分、10分なら我慢もできる。しかし、1時間ずっと動き続ける人間を見ていると、三半規管が狂って〝船酔い〟のような状態になってしまう。

実際に嘔吐した社員もいて、

「だから言ったろう。Ｓｅａｓｉｃｋ（船酔い）になるから見るなって」

などと周囲から呆れられていた。

ビルは、前後に体を揺すり続ける。私は、左右どちらかに体を傾けてだらしなく座る。貧乏揺すりをしながら、ずっと突っ伏している幹部もいる。

マイクロソフトの幹部全員に独特のクセがあるので、後ろから眺めると誰がどこに座っているかが一目で分かる。

当時のアメリカ本社の幹部会を見ていると、このまま全員病院行きになるんじゃないかと怖くなることがあった。

突如としてキレたビル・ゲイツ

ビルは会議中、動き続けるだけではなく、気に入らないことがあると癇癪《かんしゃく》を起こして、よくものを投げた。

幹部の連中が会議のときにビルのいる側に座るのは、船酔い防止だけではない。灰皿をよけるためでもあった。

ビルの隣に座る人間は、少し後ろにズレる。そのまた隣の人間は、さらにもう少し後ろにズレる。ビルを中心に、微妙な放物線を描いて座るのだ。

このフォーメーションなら、よけやすい。私も何度か灰皿を投げられたことがあるが、結構うまくよけられた。

突如としてキレるという衝動性も、大人の発達障害に多く見られる傾向だ。

たとえば、こんなこともあった。

キャスターの田丸美寿々さんが、報道番組でビル・ゲイツを追いかけていたときのことだ。日本のホテルで新製品発表会を行うときに、田丸さんとカメラマンがついてきた。

発表会の会場に向かう途中、ホテルのパントリーを通っていくのだが、そのとき準備が悪いだの何だのと、ビルが突如、私に向かって怒りだしたのだ。

「You! Fuck·ing off!!」

私はそういうことにもう慣れっこになっていたので、知らんふりしていると、

「すみません、これ撮っていいんですか?」

田丸さんが恐る恐るそう聞いてきた。

「オッケーですよ」

と、私。

その後、しばらくしてから、田丸さんと一緒に飲む機会があった。彼女の言うことには、

「あのときは本当にびっくりしました。あんなに激昂している人を見たのは、私の人生ではじめてだったので。ディレクターが映像を見て、さすがにこれはちょっと……人格的な問題にまで波及するかもしれないということで、放映しないことにしました。でも、あんなに怒っても大丈夫なら、私も怒っていれば人生変わっていたかも」

それ以来、田丸さんとは飲み仲間だ。

後腐れのない怒り

最初にビルの激昂ぶりを見たときには、私も驚いた。だが、それも2、3回経験すれば慣れる。後腐れが何もないからだ。

実は私も同じで、ビルほどではないが、突然怒りだすことがある。でも、周囲の慣れたスタッフは、誰も真顔で聞いていない。

「あ、スイッチ入っちゃったんだね。脳内物質とシナプスの興奮が収まるまで待とう」

そんなスタンスだ。

実際、脳の興奮が治まると、一気に冷めてニュートラルな状態になる。怒ったことそのものさえ忘れてしまうのだ。

たぶん、ビルも同じなのだろう。

発達障害の人たちは、人並み以上に脳が興奮することはあっても、興奮したという記憶が飛ぶこともあると聞く。

「あの人は怒っても根に持たない」

と好意的に解釈されることもあるそうだが、少なくとも私の場合はそうではない。単純に怒ったことを覚えていないだけだ。

このキレやすく冷めやすいという特質は、われながら便利だと思う。

この特質が、大人の発達障害（衝動性）でもたらされているとしたら、とても

ラッキーなことだと思う。

もっとも、すぐに忘れてしまうのは、怒りの記憶だけではない。よいことも悪いこともひっくるめて、忘れてしまう傾向が私にはある。

それではインタビューなどで昔の話ができるはずがないと思われるだろうが、何度も取材されているうちに質問と答えが脳に刻まれてくる。

誰かに繰り返し聞かれなければ、多くの記憶は再生されないまま、私と一緒に墓に入るに違いない。

成功の秘訣は「運」「鈍」「根」

私が講演でよく使う言葉がある。

「運」「鈍」「根」。成功の秘訣は、この3つにあるという話をよくするのだ。

私は、自分は運がいいと思っている。そして、運というのは、生まれながらに総量が決まっているとも思っている。

すごくいい運を持っている人、そうでもない人、すごくいい運を大量に持っている人、案外量が少ない人。いろいろなタイプがいるけれど、それは仕方のないことだ。

ただ、どっちにしてもひとつ言えることがあって、それはすごくいい運は使わないで温存しておくべきということだ。

たとえば、私は電車を待つとき、ホームの端には絶対に立たない。なぜかというと、もしも後ろから押されたとしても、100分の1秒くらいのタイミングで、ふっとかわしてしまうからだ。

なにしろ私は運がいい（と、信じている）。結果として、後ろから私を押そうとした人間のほうが、コロッとホームから線路に落ちてしまう。そして、私は生き残る。そのときに私は大量の運を消費することになる。命の運だから、かなり大量だ。

でも、そのときに運を使わなければ、まだ残っている運を使ってもう一度ビジネスで成功するかもしれない。そんな感覚だ。

私の感覚では、大量に持っているいい運を、まだ3割程度しか使っていない。命に関わる事故や病気にかかっていないというのが、その理由だ。

そして「鈍」。これは、基本的にものごとを覚えていないということ。怒ったことも、うまくいったことも、総じて覚えていないというのは、案外重要なことだ。

たとえば国宝級の工芸職人が自分の仕事に対して、

「まだまだ満足していない」

と口にすることがある。

高みを目指す崇高な職人魂と捉えられることが多いが、私は彼らが自分のした仕事を単純に忘れているのではないかと思う。忘れているから満足しない。だから、常に次の作品でベストを目指そうとする。

失敗したときも同様だ。忘れてしまうからいつまでもクヨクヨせずに、次に進める。

マイクロソフトの同窓会に呼ばれると、たまにこんなことを言われる。

「あのときの成毛さんの営業手腕はすごかった」

でも、こちらはまったく覚えていない。

「そんなこと、あったっけ？」

と逆にびっくりする。はたまた取材で、

「失敗体験や辛かったことを話してください」

と聞かれても、これも全然覚えていない。失敗も挫折も相当にしているはずだが、記憶にない。

つまり、記憶がないこと、鈍いことが正解なのだ。失敗してもクヨクヨしない。成功しても満足しない。それが次の一歩につながる。

この「不注意」ともいえる鈍感力も発達障害でもたらされているとしたら、非

常にラッキーなことだろう。

最後の「根」。これは根性という意味ではなく、単に「ハマる」ということ。一度集中したら、その行動を止めることができない状態、つまり「過集中」ということだ。

アスリートには延々と練習を続けられる〝練習の虫〟がいるが、あれは努力ではなく、好きでハマっているだけなのだと思う。

音楽や芸術も同じで、努力する能力より好きになる能力のほうが、はるかに大事だ。

努力する能力があるだけでは、二流のスポーツ選手や芸術家にしかなれない。ものすごく好きになる能力があれば、一流になれる。

「好きになる」というのは「ハマる」ということ。これもまたＡＤＨＤの特質のひとつ「過集中」なのである。

外部からの刺激で集中するのではなく、勝手に集中する力、それこそが「根」

なのである。

失敗の反省は失敗のもと

以前、つき合いのある編集者から自分の出す本が売れないという相談を受けたときに、私がしたアドバイスは、

「反省してはいけない」

このひと言だった。

売れなかった本の作りを振り返って反省すると、タイトルがこうだから売れなかった。帯はこういう帯にしたからダメだった。装丁がよくなかったから失敗した。そういうふうに、ひとつひとつ反省していくと、そのうち何も作れなくなってしまう。

出版社に限らず、会社によってはもっともらしい〝反省会〟のようなことをするところがある。失敗をふり返って反省し、次に同じ失敗をしないようにするという、もっともらしい理屈がその背景にある。

しかし、この反省というやつは、可能性を除外していく作業でしかなく、甚だ不毛でしかない。

失敗を反省することは、失敗のもとなのだ。

「失敗をしたら責められる」という思いも手伝って、現場の人間の自由闊達な発想や活動を阻害してしまい、目に見えない機会損失を量産するだけの作業となる。

部下の失敗を追及したり、部下が提案してくるアイディアを片っ端からダメ出ししたりする上司は、間違いなくこうした不毛なループに囚《とら》われている。

そういう意味で、ＩＴ業界の経営者は真逆のタイプが多い。危険を顧みず、思いついたことをすぐにやりたがる。

これは私の実感だが、ＩＴ業界の起業家にはＡＤＨＤやアスペルガー症候群といった発達障害を持つ人が非常に多いのではないかと思う。

マイクロソフトの幹部会は病院送りの集団のようだったが、だからこそ、あそこまで成長したのだと確信している。

規格外れの人間がトップ

なぜ、ＩＴ業界にそうした人間が集まったのか。理由はふたつあると思う。

ひとつは、私の年代、今60代という世代でＩＴ業界にいるのは、一度大企業に入ってドロップアウトした人、もしくは60年安保でブラックリストに載って大企業からはねられた人、いずれにしても大企業に向いていない落ちこぼれたちが、パソコン（ＩＴ業界）に走ったのだ。

もう少し下の世代になると、今度はパソコンのプログラミングからＩＴ業界に入ってくる人も増えた。「過集中」でプログラミングにハマり、24時間でも48時間でもパソコンの前に座って、ひたすらプログラミングをしているような連中だ。

そういう人たちが、続々と起業するようになった。

ビル・ゲイツは私と同い齢だが、明らかにプログラミングにハマったクチだ。日本で言えば、堀江貴文氏も然りである。

私は密かに堀江氏も発達障害の節があると睨《にら》んでいる。新規性の高いことに好んで飛びつくというのが、その理由だ。

ファイナンス、テレビ局、野球チーム、選挙、宇宙、医学、とにかく新規性の高いことに次々と興味を移して行動していく。

そこに過去の反省など微塵も感じられない。まさに〝多動力〟である。

ともあれ、少し普通ではない人間が会社なり部署のトップにいることが、成長を続けられる理由だと私は思う。会議で体を動かし続けたり貧乏ゆすりをしながら突っ伏していたり、そんな状態だからこそ成長していける。

逆にそんな状態ではない会社はダメになる。アメリカの原発事業に失敗し、凋落の一途を辿った東芝などは、その典型だ。

ベンチャー企業と呼ばれているうちは、規格外れの人間がトップでも誰も文句を言わない。リスクを辞さない、まさに冒険的（ベンチャー）な企てだからだ。

実際、これまで誰もやらなかったビジネスを展開して、どんどん成長していく企業もある。

ところが、成長して大企業になっていくと、やはりそれなりに常識を踏まえた人間がトップになったほうがいいと、だんだん保守的に考えるようになる。

しかし、常識的な普通の人がトップになると結局、その会社がダメになるということが、あらゆるところで露呈してしまった。

普通の人は社員として頑張ればいい。**トップ5％に当たる人は、それこそ大人の発達障害を抱えたような人材が最適なのではないかと私は考えている。**

生き残り企業のトップの特性

かつて、「電線御三家」と呼ばれた企業があった。古河電気工業、住友電気工業、フジクラの3社だ。

世界的に電線事業社が時代にとり残されて凋落していく中、日本の電線御三家は今や破竹の勢いだ。

その理由は主力の電線事業を縮小し、光ファイバー事業へと舵を切ったことにある。

光部品のレーザーの制御回路「ＩＴＬＡ」では古河電工が、電気信号と光信号を交換する「光トランシーバー」は住友電工が、光ファイバーケーブルを接続する「光融着接続器」はフジクラが、世界シェアのトップを占めている。

この勢いは当分止まりそうにない。

もともとは衣料品素材のメーカーだった東レ（旧社名：東洋レーヨン）も、現在の主力事業は「炭素繊維」だ。

炭素繊維は、石油や石炭などの原料を高温で炭化させて作った繊維で、比重が鉄の約4分の1と軽く、同時に強度は鉄の約10倍。しかも、疲労しにくく錆びないという特性を持ち、ロケットや航空機、テニスラケットや釣り竿などのレジャー用品の素材として使われるようになった。

従来の金属素材に変わる素材として注目される中、東レはいち早く炭素繊維の開発に着手し、世界トップの座につく。２０１４年には、ボーイング社から１兆円分の炭素繊維素材を受注したことで話題を呼んだ。

ちなみに、現在はポスト炭素繊維素材として、木材などの植物繊維をナノ（10億分の1）メートル単位までほぐした超極細素材、ＣＮＦ（セルロースナノファイバー）が注目されている。

東レはもちろん、大学の研究機関、製紙会社、印刷会社などが開発にしのぎを削っている真っ最中だ。

もし、電線御三家がそのまま電線だけを、東レが衣料品素材だけを作り続けていたら、会社が大きく傾くか、潰れていたことだろう。

時代の潮流が大きく変わろうとするときには、誰かが新しいことをはじめる。そうでなければ、これからの企業は到底生き残っていけない。

聞いた話によると、東レの社長が、

「今後は炭素繊維を主流でやっていく」

という目論みを役員会にはかったところ、

「そんなものやるべきじゃない、成功する確率はゼロだ！」

と役員たちに羽交い締めにされたそうだ。

今、生き残って好調と言われている企業のトップは、たぶん、部下からダメだしをくらったことがあると思う。

主力事業とは一見関係のない情報を物色する「多動性」、思いついたらやってみ

ずにはいられないという「衝動性」、興味のあることに着手したら止まることのない「過集中」。

成功を収めている企業のトップたちは、ＡＤＨＤが有する特性を少なからず持ち合わせているように思えてならない。

第3章
発達障害の子どもの可能性を考える

娘も〝ADHD風味〟かもしれない

ＡＤＨＤの関連書籍によれば、その発症には複数の遺伝子が関わっていることが明らかにされている。

意欲や学習などに関わる「ドーパミン」という神経伝達物質があるが、それが十分に機能しないことがＡＤＨＤの原因のひとつと考えられているのだ。ＡＤＨＤの人の多くは、ドーパミンに関わる遺伝子の型が通常の人と異なっているらしい。

同じ型の遺伝子が家族間で受け継がれることもあるようで、海外の研究データの中には父親か母親のどちらかにＡＤＨＤがあると、子どもにＡＤＨＤが現れる確率は最大で50％というものもある。

とはいえ、ＡＤＨＤと遺伝との関係はいまだ研究段階で、議論の分かれるところだ。

それを承知のうえで、私の娘の話をしようと思う。

娘には子どもの頃から、ピアノ、バイオリン、乗馬など、いろいろな習い事をやらせてみた。ところが、どれも長続きしない。ピアノをやりたいと言ったらピアノを習わせたが、1か月もすると飽きて興味をなくしてしまう。

そうしたら、その時点で終了。次にバイオリンをやりたいと言うのでバイオリンを習わせたが、やはり1か月もすると飽きて興味をなくしてしまう。そうしたら、またその時点で終了。

「自分でやりたいと言ったからには、最後までやりなさい」などとは絶対に言わない。

興味のないことに取り組み続けるのは不毛だし、苦痛でしかないからだ。しかし、やらせてみないことには、本人すら興味を持てるかどうかが分からない。

あらゆるものが比較的安いコストで体験できるなら、興味のあるものが見つかるまでどんどん体験していけばいい。飽きたらそこで止めてもまったく構わない。

1か月、最長でも3か月で、

「これは自分の興味のあることではない」

という答えが出たらすぐに止めさせる。あえて子どもに苦痛を与える必要などないのだ。

娘は私に似ている。つまり、〝ADHD風味〟なのだ。

私は人と真っ向から向き合うのが苦手で、朝起きてしばらくは妻とすら目線を合わせることができないが、娘もそうだ。

朝一番は、私とも母親とも目を合わせようとしない。きちんと椅子に座っていられないところも私と同じで、外食すると実に居心地が悪そうだ。

私の妻は、かなりおおらかな人間で、細かいことは気にしない。しかも、若い頃から私の奇妙な言動を目にしているので免疫ができている。

私や娘を観ていて、「人間というのは、大体こんなものだろう」と思っていた節がある。一度など娘の同級生がレストランの椅子に行儀よく座っているのを見て、

「すごい、サトウさんのお子さん、ちゃんと椅子に座ってる！」と驚いていた。彼女にかかると、世間一般で「当たり前」のことが「とてつもなくすごいこと」になるのだ。

画一的な公立ではなく自由な国立へ

自分がＡＤＨＤかもしれないと疑っていた私は、そういう娘の様子を観察し、小学校に上がるときにはベストな道を選んだ。地域の小学校ではなく、いわゆる「お受験」をして、小中一貫教育の国立の学校に入れることにしたのだ。

公立の小学校で提供されているのは、間違いなく右へ倣《なら》えの画一的な教育だ。それに比べて有名私立や国立の学校は、新しい教育を模索するため、かなり実験的な試みをしている。その分、締めつけも緩く、子どもは伸び伸びと学校生活を送ることができる。

私は小中学校のときの記憶がほとんどないが、どちらも公立の学校でかなり締めつけがキツかったのだろうと思っている。だから、わが子には、小学校受験の道を選んだ。

現在は、発達障害の子どもを預かる教育機関も出てきている。「LITALICO」（りたりこ）はそのひとつで、幼児から高校生までを対象に、生活スキルや基礎学習が学べる教育機関を運営している。ちなみに東証一部上場企業だ。

専門のスキルを持った指導者が、自閉症、LD（学習障害）、ADHD、アスペルガー症候群などの診察を受けている子どもたちに、ひとりひとりの特性に合わせた教育を提供するシステムとなっている。

私も実際にLITALICOの授業を見学したことがあるが、普通の学校の授業とはまるで違う。絵を描くことに集中している子もいれば、走りまわっている子もいる。

全員が同じカリキュラムに取り組むことなく、文字通り、好きにしていいのだ。

そこから、子どもたちは自分がハマるものを見いだしていける。

発達障害を持つ子どもの多くは、通常とは違う行動特性によって、家庭でも学校でも注意されることが多い。

そのたびに、自分には価値があると認める気持ち「自尊感情」が傷つけられる。これにより、自己肯定感が低い傾向がある。

残念ながら公立の学校では、こうしたことが起こりやすいのが現状だ。

極論を言うなら、小中学校の授業はなくてもいいとさえ私は思っている。もし、公立の学校しか選択肢がないのであれば、通信教育でも学力的にはまったく問題ないはずだ。

学校で繰り返し自己肯定感を踏みにじられてしまうくらいなら、そのほうが子どもたちは健全に育つのではないかと私は思う。

ともあれ、娘は運よく国立の学校に入学し、小中学校時代を楽しく過ごせたようだ。この頃の友人たちとは、今でも親しくしているという。

父親とゲームをしていた記憶しかない

さまざまな習い事を試してみたにもかかわらず、結局のところ娘はどれにもハマることはなかった。それでも、こればかりは待つしかない。いつかは夢中になれるものが見つかるだろうと私は楽観視していた。

高校生になると、あまり学校が面白くなかったのだろうか。その頃、ちょうど私が「ファイナルファンタジーXI」にハマっていた時期と重なり、高校時代の思い出といえば、私と一緒にゲームをしていた記憶しかないらしい。

ふたりでモニターの前に並んで座り、夜の6時から12時まで、「過集中」して、ほぼ毎日3年間を過ごした。娘に言わせると、「日本で最も父親と遊んだ女子高生」とのことだ。

大学に入ると、どの部に入部すべきかと相談を受けた。私は迷わず、「就活に直結するから、体育会系にするといい。しかも、一番楽そうなものがいいよ」

とアドバイスした。

娘はインラインスケートのサークルかラクロス部のどちらかで迷ったが、結局ラクロス部に入った。就活に有利なのは、明らかに後者だろう。

しかも、ただラクロス部に入るだけではなく、そこでいかに印象的な逸話を残すかが重要になる。

ゴールキーパーだった娘は目にボールが当たって「眼底爆裂骨折」をした話を就活で目一杯アピールし、担当者の覚えもめでたかったようだ。

就活でついにハマるものを見つけた

さて、その就活で、娘はとうとうハマるものを見つけた。それは「穀物」だ。

就職でどの業種を志望するかとなったとき、「父親の仕事関係であるＩＴと出販だけはイヤだ」という意思ははっきりしていた。かといって、さしてやりたいこともない。どこを目指したらいいのか、このときも相談を受けた。

「商社は?」

そう私は答えた。娘を見ていると、メーカーや小売業は向かないだろうと思えた。弁舌爽やかというタイプではないので、コンサルティングでもない。父親の目からすると、商社ならいけるだろうと踏んだのだ。

「商社なら、これからは穀物がいいと思う。中国やインドが勃興して三国間貿易がはじまるし、なかでも穀物はプレーヤーが少ないから手堅い」

娘にそうアドバイスし、穀物に関する本を大量に買い込んで、試しに読ませてみた。すると、これが見事にハマった。

穀物の本を片っ端から読み漁る様子は、まさに「過集中」。今の穀物の世界市場がどうなっているのか、どんな船で運ばれてどこに着くのか。そうした専門的な知識をどんどん身につけていき、挙げ句の果てには穀物を運搬する「バルク船」

を見学に行きたいと言い出した。このとき私は、「本当にこの仕事に向いているな」

そう確信した。そして横浜港まで娘を連れて行き、

「娘よ、これがドライバルク船だぞ」

一緒になって巨大な船を仰ぎ見た。

仕事への「過集中」は父親譲り

就活本番で娘が受けたのは、総合商社の「配属先決め採用」というもの。これは職能部署をあらかじめ特定した上で応募する採用方式だ。穀物取引、なかでも小麦のトレーダーをピンポイントで志望し、就職試験に臨んだのだ。

すでに娘は世界の穀物市場の現状や輸入船の動向に至るまで、こと細かく知っていた。

「なんで、そんなことまで知ってるんだ⁉」

と面接担当者から驚かれたという。そんな大学生が他にいるわけがない。

「受からなかったらどうするかと質問されたら、穀物取引のライバル企業に行きますと言っておけ」

面接の前に、私はそんな入れ知恵をしておいた。そう言われた側が、とんでもない人材を相手陣営にむざむざ渡すわけがない。面接担当者は、「これは面倒なことになりそうだから採用しておけ」と思うはずだ。

結果的に、娘は小麦トレーダーとして、その総合商社への就職を決めた。

会社というのは、それがどんな業種であれ、社風に合う人間を採用する傾向がある。

逆にいえば自分が社風に合っているかどうかを見極める、もっといえばピンポイントで職種を定めて就活に臨めばいい結果につながることが多い。入社後には案の定、

「成毛さんがライバル企業に行かなくて本当に助かった」

上司にそう言われたそうだ。

アスキーマイクロソフトに勤めていた頃、私は日米の著作権法に絡んだ契約の条文交渉を手がけていた。このときは独学で徹底的に法律を学び、著作権法に関してはめっぽう詳しくなった。

就職後の娘も同じような経験をしている。貿易に関する英文の契約書に取り組み、会社ではもちろん、家でも契約書に関する本をうず高く積み重ねて、ひたすら勉強漬けの毎日を送った。

娘の部屋には、弁護士事務所と見紛うくらいの書類や本が山積みにされていた。今さらながら、やはり娘は私に似ているのだ。

そのうちに、別の専門商社から引き抜きの話を持ちかけられるようになった。条件を聞くと手付金が1億円で、年棒は数千万円。

「それくらいなら今の商社を辞めて、自分で会社をやったほうがいい」

起業して成功を収めているベンチャー企業のトップを腐るほど知っている私は、娘にそうアドバイスをした。

そのときの引き抜きの話は断ったそうだが、仕事への「過集中」状態はまだまだ続きそうな気配である。

きちんと叱ってしっかり承認する

重度の発達障害を持つ子の親は、非常に深刻な悩みを抱えていると思う。特に子育てを引き受けることの多い母親のストレスたるや、他人には想像もできないほどだろう。

私は幼少期、母親としょっちゅうケンカをしていた。父親とはすでに死別していたので、必然的に万事のやりとりを母親とすることになる。

郵 便 は が き

料金受取人払郵便

芝局
承認

4325

差出有効期間
平成31年3月
31日まで

106-8790

036

東京都港区六本木2-4-5
SBクリエイティブ(株)
学芸書籍編集部 行

自宅住所 □□□－□□□□		自宅TEL ( )	
フリガナ		性別	男 ・ 女
氏	名	生年月日	年 月 日
e-mail @			
会社・学校名			
職業	□ 会社員(業種) □ 自営業(業種) □ 公務員(業種) □ 学生 ( )	□ 主婦 □ パート・アルバイト □ その他 ( )	
SBクリエイティブ学芸書籍編集部の新刊、関連する商品やセミナー・イベント情報のメルマガを希望されますか?		はい ・ いいえ	

■個人情報について
上記でメルマガ配信に合意いただきました個人情報はメールマガジンの他、DM 等による、弊社の刊行物・関連商品・セミナー・イベント等のご案内、アンケート収集等のために使用します。弊社の個人情報の取り扱いについては弊社 HP のプライバシーポリシーをご覧ください。詳細は Web 上の利用規約にてご確認ください
◆ https://www.aqut.net/gm/kiyaku.inc

愛読者アンケート

この本のタイトル（ご記入ください）

■お買い上げ書店名

■本書をお買い上げの動機はなんですか？

1．書店でタイトルにひかれたから
2．書店で目立っていたから
3．著者のファンだから
4．新聞・雑誌・Webで紹介されていたから（誌名　　　　　　）
5．人から薦められたから
6．その他（　　　　　　　　　　　　　　　　）

■内容についての感想・ご意見をお聞かせください

■最近読んでよかった本・雑誌・記事などを教えてください

■「こんな本があれば絶対に買う」という著者・テーマ・内容を教えてください

アンケートにご協力ありがとうございました

ご記入いただいた個人情報は、アンケート集計や今後の刊行の参考とさせていただきます。また、いただきましたコメント部分に関しましては、お住まいの都道府県、年齢、性別、ご職業の項目とともに、新聞広告やWebサイト上などで使わせていただく場合がありますので、ご了承ください。

通っていた小学校で授業中に教室を歩きまわるなど、素行が悪くて教育委員会に連れて行かれたときは、特に叱られた記憶はないが、それ以外のちょっとしたことでは言い争いが絶えなかった。

手こそ上げられなかったものの、食事を抜かれることは少なくなかった。私はいつも全力で反論していたが、

「私がいなかったら、あなたもいなかったんだからね」

最後はそんなことを言われて、力負けしたことも多々あった。

ただ、ケンカをしたあとはケロリとしたものだ。なにせ、瞬間的に怒りのスイッチが入っても、脳がニュートラルな状態に戻れば、自分が怒ったことさえ忘れてしまう。

ADHDの人間はマイナスの感情を根に持たない、根に持てない体質なのだ。

そんな自分の経験から、たとえわが子が発達障害を抱えていても、悪さをして

腹が立ったら叱っていいと私は思う。そうしないと、母親はストレスで潰れてしまうかもしれないからだ。

叱ってもいい。ただその一方で、自分の存在を認めてほしいという承認欲求が、子どもにはある。

そういうときは、しっかりと承認してあげればいい。話を聞いて「うんうん」と頷いて肯定するだけでもいいし、「すごいね」と褒めてもいい。

私の場合は、義理の父親が承認する役目を務めてくれた。母親は私が小学5年生のときに再婚し、私には新たな父親とふたりの妹ができたのだ。

母親とのケンカは相変わらずだったが、その父親が私を承認する側にまわってくれた。

地元の札幌西高に受かったときも、その後の社会人生活で昇進したときも、連れ子ではあるにしろ私のことを誇りに思ってくれていたようだ。**その後、娘を育てていくうえで、今度は私が娘の承認役を務めたというわけだ。**

これからの時代こそ、求められる人材に

「ADHDはもし矯正しなくて済むものなら、矯正しないほうが幸せに生きられる」

冒頭にそう書いた。この本を書くに当たって、私が思ったことがひとつある。それはADHDをはじめとする発達障害の人々に対して、

「もっと理解を深めましょう」

といった、どちらかというと上から目線の救いの手を差し出すということではない。

これからの世の中は、本当の意味で発達障害の人々が必要になるかもしれないという予感があるのだ。

20世紀に入ってからの100年間の変化は、あまりドラスティックなものでは

なかった。せいぜい主要なエネルギーが、石炭から石油にとって代わったことくらいだろう。

ところが、2000年から2015年くらいにかけて、時代は大変化を遂げた。インターネットが現れ、スマートフォンが急激に普及した。さらにドローンや人工知能（AI）、炭素繊維やiPS細胞といった新たなテクノロジーが開発された。IBMがパソコンを発売した1980年の時点では、炭素繊維で作った飛行機が飛ぶなどとは誰も思っていなかったし、自動運転車が公道を走ることなど誰も思っていなかっただろう。

たった25年間で100年分に匹敵する変化が起きた印象がある。

さらに次の2年間、2015年から2017年の間に変化のスピードが加速した。AIがとてつもなく発達し、量子コンピューターが登場し、工場のロボットのネットワーク化が進んだりと、たった2年間で15年間分くらいの変化が起きているのだ。

この調子でいくと、今後は2年スパンか、それより短い間隔で大きな変化が生じていくに違いない。

すると、どうなるか。

企業も人も、変化に対応して新しいことに取り組んでいく資質が必須になってくる。東レが、主要産業の舵をアパレルから航空機部品製造に切ったように。

過去の栄光に囚われず、新規性の高いものに取り組むことに恐れを感じない。そういう感性が必要だ。

そうでなければ、あっという間に時代に取り残されてしまう。

となると、普通の人間が経営者になるのは難しくなってくるはずだ。進取の精神に富み、過去の失敗に囚われず、思いついたことは何でもやってみる。

これはまさに、発達障害を抱える多くの人が持つ特性だ。つまり、**ADHDやアスペルガー症候群といった人々こそ、これからの時代にこそ求められる人材ではないだろうか。そんな予感を私は持っている。**

だからこそ、周囲の人間が困るほど重篤ではなく、矯正しなくて済むものなら矯正すべきではない。そんな選択もまたありだと思うのだ。

次の和田秀樹さんとの対談後、次章からは子どもの頃から現在までを振り返り、私の中のＡＤＨＤ風味がどのように表出されていったかをたどっていくことにしよう。

対談

僕も子どもの頃、教室をふらついていた

和田秀樹×成毛 眞

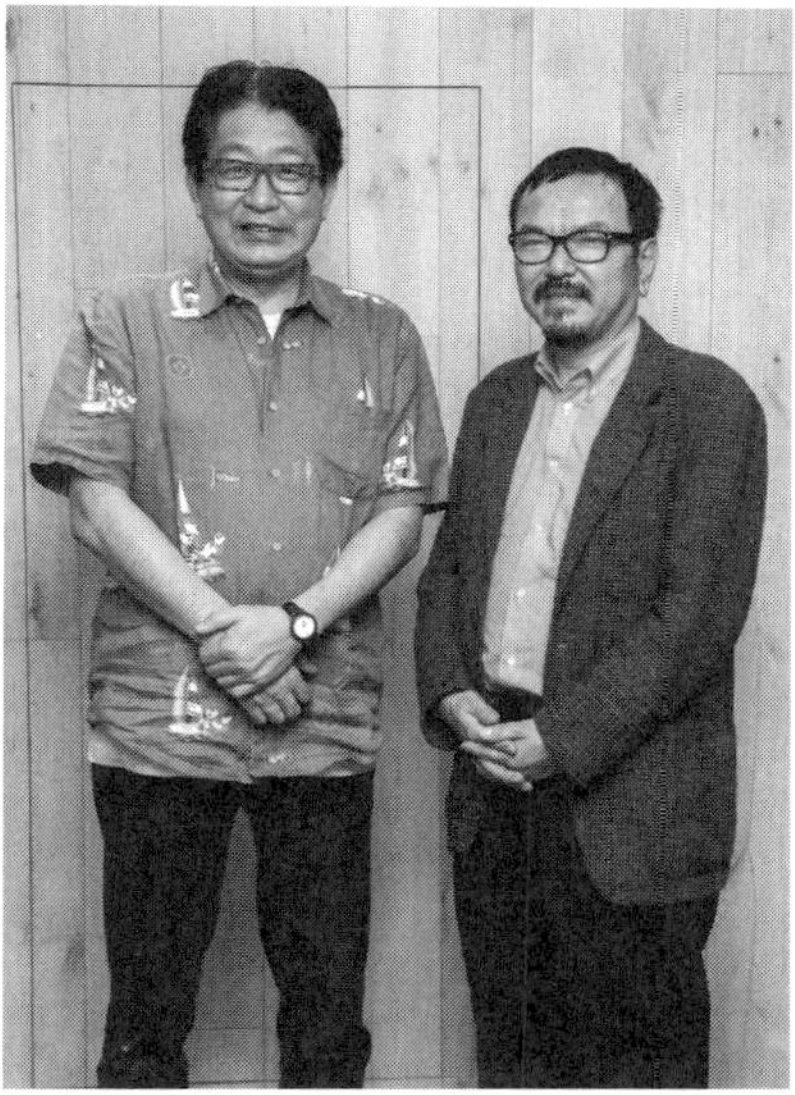

わだ・ひでき

1960年大阪府生まれ。東京大学医学部卒。東京大学附属病院精神神経科助手、アメリカ・カールメニンガー精神医学校国際フェローを経て、現在、国際医療福祉大学大学院教授（臨床心理学）、一橋大学経済学部非常勤講師のほか、和田秀樹こころと体のクリニックではアンチエイジングとエグゼクティブ・カウンセリングを、川崎幸クリニックでは高齢者の精神科臨床に携わる。初監督作品『受験のシンデレラ』でモナコ国際映画祭グランプリ受賞。

▼▼僕も子どもの頃、教室をふらついていた

成毛 和田さんも僕と同じように、子どもの頃、授業中に教室内を勝手に歩きまわっていたそうですね。

和田 小さい頃からおしゃべりで、大人を捕まえてはベラベラしゃべっていました。そのうえ通っていた幼稚園が、字とか計算を教える小学校の先取り学習をしていたんです。小学校に入ったら知ってることばかりで、つまらなくてぶらぶら立ち歩いていたようです。

成毛 僕の場合は、教育委員会に相談に行けと言われましたけど、そういうことはなかったですか？

和田 親は幼稚園の教育のせいでこんなふうになったんだろうと。それで、できる子が集まる学校に越境入学しました。それでおとなしくはなりましたが、その後、親の転勤で都合6回転校して、ずっといじめられっ子でした。机

にじっと向かっていられない子でもありましたね。

和田 自己診断ではＡＤＨＤだと思われているんですか？

成毛 今みたいにレッテル貼りをする時代だったら、ＡＤＨＤはもちろん、将棋やオセロで負けそうになると盤面ひっくり返すような子だったので、アスペルガーと診断されちゃったかもしれません。成毛さんもそうだと思うけど、いろんなことやるでしょ。医者をやりながら文筆業やって、教育産業やって、映画を撮る。〝よくそれだけできますね〟と言われるんですけど、僕からすると、ひとつの仕事を続けられる人のほうがよっぽどすごい。

和田 偉人に見えますよね。

成毛 どんな世界にいても、日本ではその道一筋の人のほうが評価が高い。精神分析学会で50歳すぎて座長で呼ばれないのは僕くらい（笑）。ちゃんと英文の精神分析の論文のある精神科医は、日本に３人しかいないのですが。それくらい排斥されてる。映画も異業種の監督ということで日本では賞がとれなくて、海外でとりました。いろんなことを片手間にやってる人みたいに見られるんですね。でもＡＤＨＤの特徴って、それをやってるときは割と熱中しているんです。

成毛 そうなんですよね。ひとつのことをやってる人のほうが、よほど大したことをやっていなかったりする。

和田 手を抜いてるように思われるけど、そうじゃなくて。

成毛 ひとつのことをやっているほうが、気が散って効率が悪い。それは、すごく分かります。でもこれは不思議に思っていてぜひ伺いたかったんですけど、あらゆることに興味を持つ中で、よく受験勉強をやりましたね。ＡＤＨＤの人にとって東大理三に受かるって難しいと思うんですけど。

和田 アスペルガー系の人は、いっぱいいますけどね。

成毛 そうでしょうね、きっと。ＡＤＨＤは興味が散らばっていて、かつ受験て思春期の終わりにやってくるじゃないですか。脳の中でハレーション起こしている中で受験勉強を毎日８時間やるとか、とてもじゃないけどできないような気がするんですけど。

▼▼受験勉強はＲＰＧのようなもの

和田 受験勉強にゲーム性を見いだしたからだと思います。勉強が面白いからやるんじゃなく、点数を上げることが面白い。できない数学の答えを覚えて点数がとれるようになったとか、やり方を工夫すると点数が上がるというゲーム性の面白さを見いだしたから、受験勉強をクリアできたんじゃないかと。

成毛 ＲＰＧと一緒ですね。このモンスターを10匹倒すとレベルが上がる。どうやって効率的にそのモンスターをやっつけるか。

和田 そうです、そうです。僕が27歳のときに書いた『受験は要領』という本は、まさにゲーム攻略本のようなもの。

成毛 やっぱりそうだったんだ。

和田 僕がすごく辛かったのは、共通一次の勉強。４４０点満点で２９０点とれば東大理三に入れる。でも僕はアスペルガーのせいなのか、国語がメチャクチャできなかったんです。特に、心情読解が。

成毛 いわゆる〝忖度系〟ですね。

和田 まさにそう。それが全然できないからボロボロの点をとるんです。東大模試で80点満点中12点とか。

成毛 え⁉

和田 だから漢字と漢文で15点稼いで、残りの英・数・理で280点とって理三に受かろうという発想になる。東大の入試問題のいいところは、ひとつのテーマを深く追求するんじゃなく、わりと盛り合わせ弁当みたいなところ。英語だったら1問目が要約問題、2問目が会話文とかなので、ADHDの人のほうが向いているかもしれない。

成毛 ああ、なるほど。

和田 僕自身、今でも信念として持っているのは、受験勉強って覚えた内容が役に立つとか、コンテンツが役に立つわけじゃないということ。その過程で記憶術を身につけるとか、志望校の分析をするとか、そっちのハウツーのほうが社会に出てから役に立つ。僕は今、東大生を教師に採用して通信教育をやっているんですが、学校秀才で優等生で入ってきた人より、成績が悪くてもやり方を工夫して入ってきた人間のほうが、仕事ができるような気がします。

成毛　それは100%同意できます。

ADHDの人は小説が書けない?

成毛　和田さんが映画監督になろうと思ったきっかけは何ですか?

和田　これは話せば長いんです。まず、灘中学に5番で入ったのに真面目に授業を聞かなかったこともあって、あっという間に170人中120番くらいになったんです。そのとき、よせばいいのに分析を始めるわけですよ。灘に入ってから成績が上がる生徒は、みんな親が東大とか京大卒。僕らみたいに、親が二流大卒とか自営業の子どもは成績が落ちていく。これは遺伝じゃないかと思った。でも実は違っていて、当時の灘中学は中1のときに中3の過程まで終わらせてしまうシステムでした。高学歴の親は、そのことを知ってるから中1のときに勉強させる。そうじゃない親は、受験勉強で疲れてるからと、中1のときに休ませてしまう。それだけの違いでした。でもそのときは、どうせいい

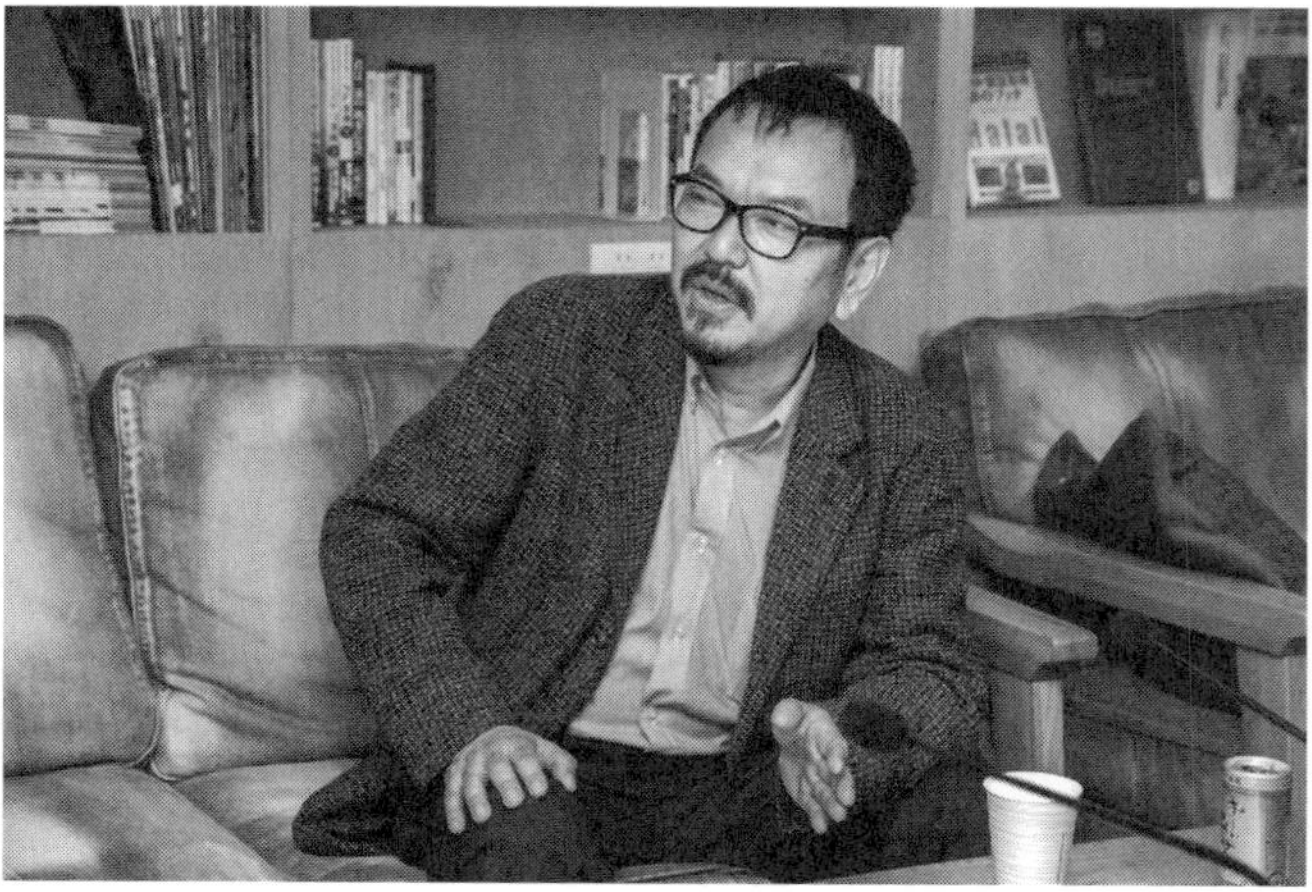

大学には行けないだろうと思ったんです。そんなあるとき、卒業生の遠藤周作さんが学校に来て、最初は成績のいいA組で最後はD組で3年浪人して慶應大に入って小説家になったという話を聞いて。小説家にはなれるかも、と思ったんです。で、書き出してみたんですが、ADHDって小説が書けないんですよ。何行か書くと嫌になっちゃう。

成毛 僕も大学時代に小説を書いてみたことがあります。そこそこ書けるんですが、前のページに戻った瞬間、嫌になってしまう。そのときのイメージとか感じ方が分散してしまって、400字の中を延々ループしてしまうんです。そして結局、全部気に入らなくなってしまう。あれは不思議ですよね。どんな立派な小説家でも、ここはよくないという部分はあるはず。でもそこにこだわらずに書き進める力が、彼らにはある。ADHDの子たちは絶対無理だと思うことがありますね。

和田 僕も最初、気負っていたときはそうでした。今でこそ、物足りないところがあっても、どんどん書き進められるようにはなりましたけど。

成毛　それで小説家の道は諦めて、次に映画監督になろうと思ったわけですね。

和田　ええ、高校2年生のときです。藤田敏八監督の『赤い鳥逃げた?』という映画を観たんです。脚本はジェームス三木、カメラマンは鈴木達夫、主演が原田芳雄と桃井かおりで。その映画を観て、映画監督って自分のイメージだけ持ってればいいんだと思って、志すようになるんです。でも運悪く、その年に日活が助監督の採用をやめてしまった。それで自分で金を貯めて映画を撮るしかないと、東大の医学部を受けることを決意したんです。

成毛　えっ、東大医学部は映画の資金作りのための手段だったんですか。医者を志す人たちにとっては、不謹慎な話じゃないですか（笑）。

和田　そういう話をして、よく説教されました。「おまえみたいな奴がひとりいるから、本当に医者になりたい奴がなれないんだ」って。意外と人の命を救うつもりで医学部に入る学生が多いんですよ。その人たちも、医局に入って教授に洗脳されるうちに、臨床やるのはダメな奴で、研究やってるほうが高尚だという認識になっていく。東大医学部卒たるもの研究者になららなきゃ、と。僕は不真面目な動機で医学部に入ったけど、途中で映画監督を諦めて医者になって3年目くらいに、老年精神医学の臨床の道に入りました。

▼▼臓器ではなく〝全身〟が気になる

成毛 博士論文も、すごく臨床的なことを書かれていましたね。

和田 博士論文の9割は、動物実験なんです。僕としては動物実験でとった人は〝動物実験医学博士〟、人間をちゃんと研究している人は〝人間医学博士〟と名刺に書くべきだと思ってます。

成毛 なるほど。とはいえ、今は医学の知識がなくても研究者としては成立するんじゃないかというのはありますよね。分子生物学の分野は、特に、化学とか統計学のほうが重要だったりする。統計学をまともにできない医者がいて結局、論文が書けないということもある。

和田 そういう研究者としても臨床医師としても中途半端な医者が乱造されて、しかも専門分化が進んでいるから、ある特定の臓器しか診られなくなるんです。

成毛 ある臓器の、ある細胞だけ、とかね。

和田 でもＡＤＨＤの人は、全身のことが気になるんです。たとえば、コレステロールって循環器の医者から見ると目の敵なんです。よくＬＤＬコレステロールを善玉、ＨＤＬコレステロールを悪玉って区別するけど、あれも循環器から見た善玉と悪玉。

成毛 確かにそうですね。

和田 ＬＤＬが動脈硬化の原因になるというのは、まあまあ当たっているんです。ところがＬＤＬのほうがＨＤＬより分子が小さいから、体のいろんなところに行ける。うつ病の治療でいうと、ＬＤＬが高い人のほうが精神の安定をもたらすセロトニンを脳に運べるから、うつになりにくいんです。それにコレステロールは細胞膜の材料ですから、コレステロールが高いほうが免疫機能が高くてがんになりにくいとか、いろんなデータがある。全体を足し引きすると、コレステロールがやや高い人が長生きするということが、世界中の統計で出ているんです。循環器一筋の医者からすると善玉か悪玉という発想になるけれど、他のことをやってる医者からすると、そうじゃないんじゃないの？　という考え方が出てくる。

成毛　分かりますね。この前、人間ドックに行ったんですけど、結果は総じてよくて、でも視力だけがＢ判定だったんです。どうしたんだろうと思ったら、眼鏡をかけても視力が０・７だったからＢだと。僕はわざと眼鏡の視力設定を０・７と０・８にしてるんです。老眼も入ってるんで、見えすぎると遠近の差が大きくなって危険だから。ああそうか、医者って数値絶対主義なんだと驚きましたよ。こっちが安全を考えて０・７に設定しているのに、１・０に上げなさいと、危険性に振れることを言っちゃうんですから。

和田　まさに、そういうことなんです。

▼▼選択肢の広さこそＡＤＨＤの強み

成毛　でも、ＡＤＨＤだからこそ全体を見やすいというのは面白い話ですね。

和田　２０００年くらいまでは、医学は専門分化が進むほど進化すると考えられていましたが、最近のトレンドとして、免疫や精神などを含めた総合診療の必要があるという考え方が出てきています。コレステロールや血圧や血糖値を薬で下げて、ある臓器だけケアしても人間の死亡率は意外に下がらない。これからは、体全体のことを考えなきゃいけない。となると、専門の医学知識以外のことを知ってるかどうかが重要になってきます。ＡＤＨＤの特性って、今にこだわらないじゃないですか。先のことも考えるというか。

成毛　〝夢見ちゃう系〟ですね。

和田　そう。薬で血圧や血糖値を下げるのは、将来の動脈硬化の予防です。でも

iPS細胞が実用化したら、それをパラパラ撒けば若い血管に戻るじゃないかとか。

成毛 これまで飲んでた薬は、何だったんだとなりますね。

和田 そんなことを普通の医者に言ったら激怒されると思います。でも、こんな考え方もあるんじゃないかと思う自分がいて、自分がADHD的な人間でよかったと思うのはそういうときです。答えを求めるために勉強するわけじゃないと考えられるんですね。

成毛 すでにある答えを求めるために、勉強するんじゃないと。

和田 一流校を卒業して財務省に入って、何かのヘマをして出世の芽が摘まれて、自殺するというケースがありますよね。多くの人は、その人が挫折を知らなかったから自殺したと考えるんだけど、メンタルヘルスの立場から言うとそうではなく、選択肢がなかったから。財務省でダメだったら、大学の先生になるとか、外資の会社に行って金儲けをするとか、いろんな選択肢を持つことがメンタルヘルス上は一番いいんです。

成毛 ある意味、人生是々非々ですよね。思い込んだら一直線というか。

和田 コレステロールを下げなきゃいけないと信じてる人は、何を言っても聞いてくれないのと同じです。

成毛 患者だけじゃなく、医者もそう思い込んでいるから、ますますややこしくなる。患者も思い込まされて、コレステロール下げるためなら死んでもいいという感じになる。

和田 すべての人は死ぬし、ありとあらゆる治療は延命治療です。成毛さんが検診に行って高血圧と言われたとするじゃないですか。薬を飲んで塩分も酒も控えてくださいと。でも血圧は薬で下がっているときのほうが体はだるい。体がだるくて、食べたいものも我慢して、酒も飲めなくなる人生を選ぶか。早死にするかもしれないけど、頭がシャキッとして、食べたいものを食べて、酒も飲める人生を選ぶか。その選択肢はあってもいい。長生きがすべて善だと医者は思っているけど、患者はそう思ってるとは限らないですから。

成毛　もうそろそろ、酒を連続で飲み続けて875日目なんです（笑）。1日も欠かさず飲み続けてます。あんまり休肝日、休肝日とうるさく言われるので最近、人間ドックの病院を変えました。数値に何の問題もないのに、休肝日をとれと言う。それでかえってイライラして血圧が上がるかもしれないし、本人は毎日ほろ酔い状態で人生楽しいなぁと感じているわけですから、僕は後者を選びますね。ただし、いろんな理屈を知ったうえで、その道を選ぶのが本筋ですけど。

▼▼これからの時代に必要な〝厚かましさ〟

成毛　そう考えていくと、ADHDの人のほうが長生きしますかね。

和田　僕はストレスが免疫機能に悪影響を与えると考えています。かつてADHDの人は、生きづらくてストレスを溜めていたと思うんですよ。

成毛　そうですね。3年で会社を辞める人なんて、親から「おまえは社会の敗残者だ」みたいなことを言われて。

和田　今はいろんなことに興味をもって、面白いことをやって、なおかつそれでうまくいく確率がずっと高まってきています。だからADHD的な人のほうが長生きというか、ストレスは少ないと思います。

成毛　30年前の大人のADHDは、縛られすぎてストレスが多かったけれど、今は気楽に生きてる感じがありますね。

和田　アスペルガーについてもそう。昔だったら会社人間としては非常に使いづらいし、空気が読めない〝KYな奴〟と言われて、能力の割には出世できなかった。今は、みんなが同じような意見しか言わなくなってきて閉塞感がある。だから、場違いなことを言うような人のほうが面白いというか。

成毛　そういう人たちに向いてる職業には、どんなものがありますかね。

和田　技術者って技術の延長でこんなものができるという発想をしますよね。でも一方で、スティーブ・ジョブズやビル・ゲイツのように、「こんなものを作れ」という人たちがいます。

成毛 これが欲しい系ですね。

和田 そう。そして今は、これが欲しいと思ったら実現するのに何年もかからない時代。だからこそ、そういう人たちが必要なんじゃないかと思います。

成毛 確かに、ドローンの技術を見てるとそう思います。出てきたのは1年前くらいなのに、今年、エアバスが共同開発でドローンの技術を使った〝空飛ぶ車〟のコンセプトを発表したら、トヨタとかGM（ゼネラル・モーターズ）がうちも作りますという世界ですもんね。自分はこれが欲しいという人こそが、最も重要かもしれない。

和田 昔の日本って消費者の要求水準が高かったから、ものづくりで欧米に勝っていたと思うんです。最近は景気が悪くなって貧乏になったせいか、みんな○○が欲しいって言わない。むしろ欧米のほうが、高くてもいいものが欲しいという傾向になってきているから、ダイソンとかにやられちゃってるような気がします。だからADHDとかアスペルガーの厚かましさって

成毛　これからの時代、すごく大事なような気がする。厚かましさ。忖度しない人たちですね。他人の気持ちより自分の気持ちが大事で、思い立ったらすぐに口にしたり行動するような。

▼▼欲しいものを提示できる能力こそ重要

成毛　自分の子どもがＡＤＨＤと診断されたらどうしたらいいですか？

和田　うちにはふたり子どもがいるんですけど、たぶん、、下の子はＡＤＨＤ的だと思うんです。僕がいつも言ってるのは、苦手を克服する人生より長所を伸ばしたほうがいいということ。下の子は理数系がすごく得意で、国語とか社会は全然ダメ。でも、苦手分野をどうにかしろとは言いません。

成毛　おいくつですか？

和田　下の子は大学４年生です。

成毛　うちの娘は30歳になりますが、まったく一緒です。数学が抜群にできましたけど、その他は全然ダメでした。ＡＤＨＤって性別はあまり関係ないですよね。

和田　そうだと思います。日本の場合、女性のＡＤＨＤは理解されにくいですけれど。

成毛　そうですね。

和田　男が浮気っぽいのは許されるけれど、女が浮気っぽいのはダメみたいな文化がある。でも、いろんなことに興味を持てるということは、性別問わず、人生を飽きずに生きられるということ。

成毛　少なくとも今の時代には合ってますよね。政治、国際社会、科学技術、医療に至るまで、ここ1か月くらいのニュースを見てると、30年前の2年分くらいのことがいっぺんに起こってる。子どもがＡＤＨＤだからといって、悲しむ必要はない気がします。さっきどんな職業が向いているかとお聞きしましたけど、もしかすると現代的な職業というか、過去から連綿と続いている医者や役人や弁護士や職人といった職業ではない、まったく別の職業を作れる可能性はあるんじゃないかと。

和田 僕は映画監督をしていて思うんですけど、日本はディレクター不在の社会。医者なら医者でもいいけど、こういう病院を作りたいというディレクターみたいな人がいたほうがいいと思うんです。

成毛 言えてますね。

和田 さっきの、これが欲しい系の話ですけど、昔は欲しいと思ったら自分で発明しなくちゃいけなかった。エジソンはおそらくＡＤＨＤであるがゆえに、自分で努力したわけだけど。

成毛 努力というより、過集中してただけのような気もしますが。

和田 そうですね。でも今は、みんながエジソンにならなくてもいい。僕が映画監督という仕事をやろうと思ったのも、技術パートも脚本家も音楽製作も役者も向かないけど、「こういうものが欲しい」とは言えるから。今回トラウマをテーマにした映画を作ったんですけど、ほぼ全編を主人公の目線で撮ってるんです。そのほうがトラウマの世界を描けると思って。主人公が相手と抱き合うときはカメラと抱き合う、殴られるときはカメラが殴られる。つまり、主人公自身はほとんどカメラに映らないわけです。そうすると、脚本家もカメラマンも照明技師も録音部の人も、みんなが考えてそれを実現してくれる。

成毛　自分の欲しいものが明確に分かっていて提示できる能力というのが、ADHDの人たちは高いのかもしれないですね。映画監督はもちろ

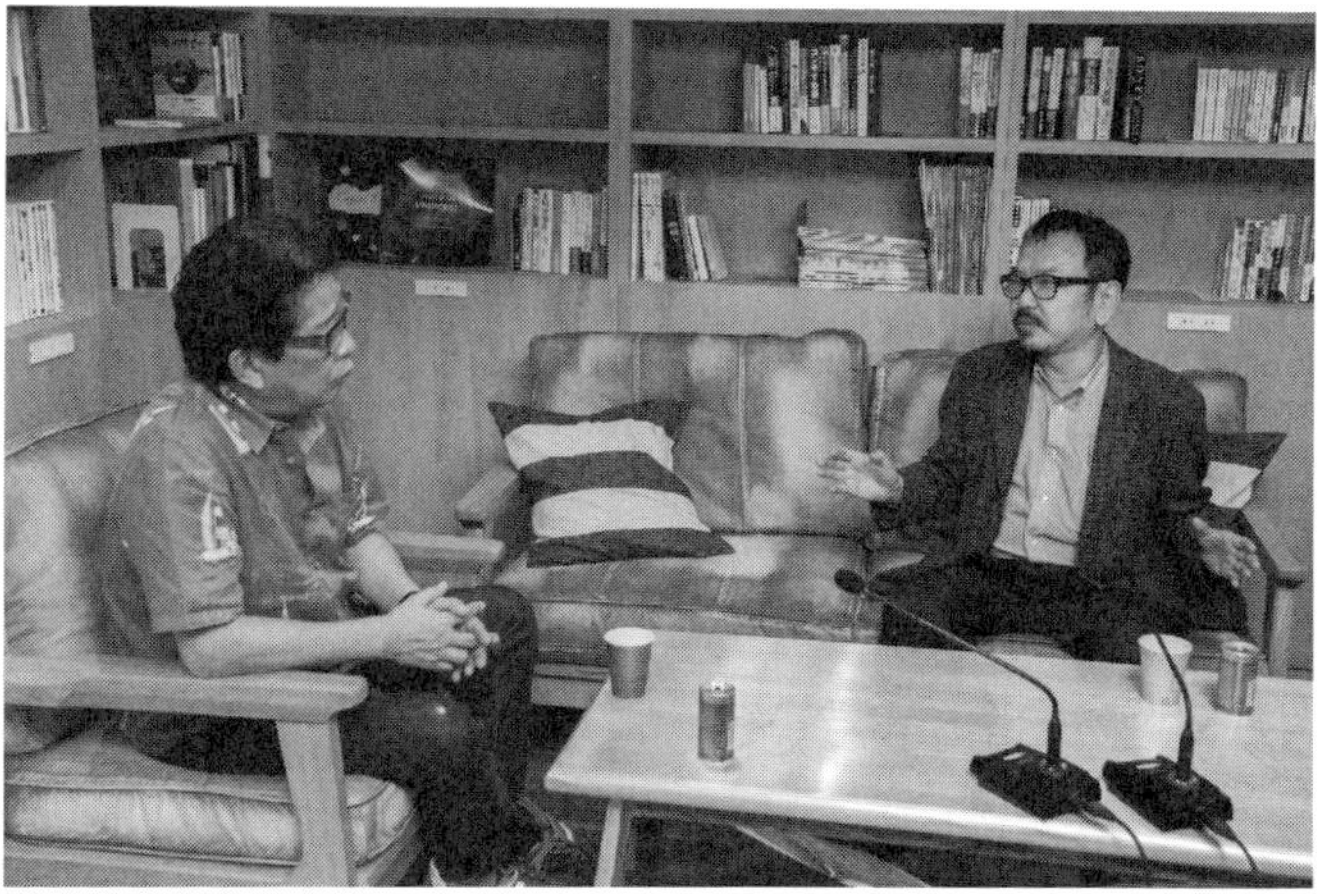

ん、オーケストラの指揮者とか、まったく新しいIT製品やサービスを作る人は、どうもADHDの人が多いような気がします。自分でこういうものが欲しいというものを明確に持っていると、これから社会的価値が認められるかもしれないですね。そういう意味で、和田さんは本職の映画監督ではないからこそ、その映画の価値が上がるんじゃないですか。

和田　上がるかどうかは分からないけど、本職の人たちは経験の延長線上で撮るでしょうから、主演女優がほとんど出てこない映画を撮ろうなんて……。

成毛　思いつかないでしょうね。

和田　それに、役者に悪いと思っちゃう。

成毛　確かに。その映画がどう捉えられるか楽しみですね。ヒットすることを祈念しています。

第4章 空気が読めなくたっていいじゃない

狩猟民族の末裔がＡＤＨＤ？

ＡＤＨＤに関する著作を手がけるジャーナリストのトム・ハートマンが、「ハンター・ファーマー仮説」というものを唱えている。

人類がまだアフリカで狩猟生活を送っていたとき、ハンター（狩猟民族）の中には一番高いところに上って辺りを見まわし、獲物を見つけたらすぐ仲間に伝える人間がいた。これにより、効率よく狩りができたという。

彼らは四方八方をキョロキョロ見まわし、獲物が見つかるまで何時間でも集中力を持続させる能力に長けていた。

その狩猟民族の末裔がＡＤＨＤで、一方、ひとつの土地に定着し、安定的な生産活動をはじめたファーマー（農耕民族）の遺伝子を引き継いでいるのが、現代のマスに当たる人々という仮説だ。

あまりに太古の話で、その遺伝子が今に受け継がれているかどうかは疑問だが、ハンターの特性がＡＤＨＤのそれと似ているといえば、そう思えなくもない。

また、発達障害についてネット検索をしたり本を読んだりするうちに、**ＡＤＨＤや自閉症スペクトラムの子どもたちは、高いところが好きらしい**ということが分かった。

危険なことを危険と感じない、もしくはあえて危険なことをやってみたい。そんな傾向があるようなのだ。

私の場合、幼稚園のときによくジャングルジムに上っていた。一度などは、ジャングルジムのてっぺんに陣どり、下から上がってくる子を蹴り落としたことがある。

意図的に蹴り落としたかどうかは、覚えていない。なにしろ、私は子どもの頃の記憶をほとんど持ち合わせていないのだ。

ただ、そのときにものすごく怒られたという記憶は強烈に残っていて、それとセットになって頭の片隅にストックされていたのだと思う。

あまりに怒られたので、蹴り落とした相手の名前も覚えている。アリムラくんという男の子だった。

教育委員会に連行される

もう少し大きくなると、私は学校で〝少し変わった子扱い〟をされるようになった。

授業中に教室をふらふら歩きまわったり、先生に質問しまくったり、ときどき勝手にふらっとどこかへ行ってしまう。先生からすると、「授業がやりにくい厄介な子」以外の何ものでもない。

それで担任が母親に相談し、母親が私を連れて教育委員会を訪れたのだと思う。

たしか小学3、4年生の頃だったと思うが、2回ほど教育委員会に連れられて行った。

今思うと、学校側は事を大きくすることで、問題児を排除したかったのかもしれない。

そもそも、**私はこの頃から今にいたるまで長時間じっと座って人の話を聞くということが極めて苦手だ。**

先生が一方的に話す授業を受けるなどというのは、苦痛そのもの。今も同じで、セミナーなどには絶対に行かない。自分が1時間とか2時間話すのは何の問題もないのだが、人の話を聞くとなると、長時間はとても無理だ。

自分が興味のあるテーマならともかく、そうでないテーマとなると5分と座っていられない。普段、人と会って話をするときも、じっと座っていると居心地が悪いので、常に体を動かしたり、椅子の背もたれに体を預けたりして、だらしない姿勢になってしまう。

子どもの頃、授業中にうろうろ歩きまわっていたのは、そういう理由からだろう。これはＡＤＨＤの特性のひとつである「多動性」に、かなり当てはまるような気がする。

展開が遅いとイライラする

学校から問題児扱いされたとき、特に親から叱られた記憶はない。基本的に親は私に対して、「好きにしなさい」というスタンスだったし、教育委員会に呼び出されたからといって特別な措置もなく、それ以降も普通に学校に通っていた。

周囲の友だちから浮いていたということもない。ケンカをすることもなければ、イジメたりイジメられたりすることもなかった。

何をして遊んでいたかといえば、もっぱらドッジボールだ。逆に、嫌いな遊びは三角ベースだった。

三角ベースは、簡単にいうとセカンドのない野球のこと。当時は多くの小学生男子が好む遊びだったが、**私はその場面転換の遅さにしょっちゅうイライラしていた。**

それに比べるとドッジボールは場面転換が速く、どちらかが失敗したら一瞬でケリがつく。いまだに野球観戦は嫌いで、たまに観る機会があると、やはりイライラする。


自分から進んで観るのは、ラグビーと自転車ロードレースくらいだ。

ラグビーは複雑で展開が速く、自転車ロードレースは戦略が重要で、しかも順位がひっくり返るアクシデントがある。勝敗に関係なく、素速い展開や予想外のアクシデントが好きなのだ。

前述の「ハンター・ファーマー仮説」でいうなら、ラグビーや自転車ロードレースはハンター志向、野球はファーマー志向のスポーツかもしれない。

漫画の読み方が分からない

小中学校までは、お小遣いというものを貰っていなかった。その代わり、本屋ではツケで本を買っていいということになっていた。

ただし、漫画は対象外。最初は絵本や児童文学を読んでいたが、小学5年生のときにジェラルド・ダレルの『積みすぎた箱舟』に出あって本が大好きになった。大人向けに書かれたその本は、青年ナチュラリストの野生動物採集の旅の顛末を描いたノンフィクションだ。猛烈な面白さに、とにかくハマった。

本を貪るように読みはじめたのは、この本がきっかけだった。

漫画は一切読まなかった。親に禁じられていただけではなく、興味がなかったのだと思う。というのも、テレビのヒーローものやアニメを、一切見ていなかったからだ。

今、同年代の仲間と酒を飲むと、アニメの話が出て主題歌を口ずさんだりすることがある。

『宇宙少年ソラン』『少年エース』『スーパージェッター』など、仲間は楽しそうに口ずさむのに、私は観ていなかったから分からない。

私が観ていたのは、『夢であいましょう』や『シャボン玉ホリデー』といった大人が観るバラエティ番組だった。ませていたというわけでなく、親が観ていた番組が茶の間に流れていただけだ。

おかげで、いまだに漫画の読み方が分からない。コマ割りが縦なのか横なのか、ひとつのコマの次にどこを読んだらいいのか、順番がさっぱり分からないのだ。

発達障害を持つ人には、左右や上下といった方向感覚が乏しく、とっさに判断がつかない人も少なくないそうだ。

そのせいなのか、漫画がうまく読めないのと同様に、私は地図が読めない。グーグルマップを見ながら、目的地の反対方向に歩いていってしまう。しかも、確信をもって自信満々に。
そんなわけで、最近はもっぱら音声ガイドに頼ることにしている。

漫画やアニメでなく百科事典にハマる

漫画にもアニメにも触れなかった小学生の私がハマっていたもの。それは百科事典だった。

これも小学5年生のときだったと思う。小学館の『世界原色百科事典』8巻セットを手にして、「あ」の項目から順番に読みはじめた。

何かを調べるためではなく、五十音の項目順に百科事典を読んでいったのだ。意味やジャンルがまちまちな言葉や内容を読んでいく作業は、後々のまるで異なるジャンルの本を併読する読書スタイルの原点になったのかもしれない。

それを読破すると、今度は同じ小学館から出版された『大日本百科事典』18巻セットを買ってもらった。

8巻セットだけでは物足りなかったのだ。これもまた、「あ」の項目から順番に読んでいった。**これも「過集中」といえるだろう。**

このときに仕入れた知識は、面白いように頭に入っていった。

子どもの頃、まわりから「物知り」と言われていたのは、ひとえに百科事典読破によるものだ。

ただし、学校の成績とは無縁の知識である。たまに授業で百科事典の知識とかぶる内容を耳にすることはあったが、ほとんどはテストの点数稼ぎに役立つ代物ではなかった。

学校の勉強はまるでしなかったが、それで困ることはひとつもない。親も「勉強しろ」とは一度たりとも言わなかった。

ただ、かなり細かい測定法で計測された当時のＩＱ（知能指数）は、およそ72だったと記憶している。

偏差値40で担任に爆笑される

中学生になると、やたらに動きまわる「多動性」にブレーキがかかるようになった。理性が本能をそれなりに上まわったからだろう。

授業中に席を離れて教室をうろうろすることもなくなり、親が学校に呼び出されることもなくなった。たぶん、平穏無事に日々を送っていたのだと思う。

と、まるで人ごとのように言うのは、中学生当時の記憶がきれいさっぱり抜け落ちていて、エピソードの「エ」の字もないからだ。

きっと、特別に面白いことも、つまらないこともなかったのだろう。本当に自分が生きていて中学校に通っていたんだろうか、というくらいに記憶がない。

そんな曖昧模糊とした中学校生活の中で、たったひとつ覚えていることがある。

中学3年生のときのことだ。進路指導の場で、担任の教師からどこの学校を希望

するか聞かれ、

「札幌西高に行きます」

と答えた。すると、教師から面と向かって爆笑された。

正式名称・北海道札幌西高等学校は、道内で偏差値の高さが2番か3番という道立高校だった。明治の旧制中学時代には、一中や二中と呼ばれたナンバースクールがあり、それが現在、名門と呼ばれる公立高校だ。

東京の日比谷高校、愛知の旭丘高校、神戸の兵庫高校が旧制一中の御三家。一中の校風は真面目で、生徒たちが目指すのは東大、二中の校風はバンカラで早稲田や慶応に進む傾向があった。札幌西高は二中で、偏差値は70以上ある。

当時の私の偏差値は40程度だったから、爆笑されても当然だろう。現実を知らされ、慌てて本屋に駆け込み、「5教科5000問」という問題集を買ったのが中学3年の夏休みだった。

この問題集を、最初から最後まで全部解いてみることにした。学校の授業は聞いていなかったし、私は後にも先にも一度も塾というものに通ったことがない。それで偏差値は40。つまり、今まで習っていなかった問題を、これから自力で全部解いていくことになる。

高校受験で「5教科5000問」に過集中

もちろん、最初はまったく解けない。それでどうしたかというと、まず答えを見て、その答えをどう導くかということを検証していった。

歴史は、問題と答えをすべて丸暗記した。最初から最後まで検証と暗記をしたら、もう一度最初から繰り返すという作業に没頭した。「5000問」では足りなかったので、さらに1000問追加した記憶がある。

普通、問題が解けないと嫌気がさしてしまうが、このときは自分でも呆れるほ

どの「過集中」を発揮した。なにしろ、夏休みの1か月間、朝から晩まで9〜10時間ぶっ続けで問題集に取り組んだのだ。

私は「5教科5000問」という問題集にハマった。

ただ、5教科すべてに集中できたというのは、まだ知識レベルがそれほど深くない中学生ならではのことだと思う。

高校生になると、そうはいかない。物理は得意だけれど世界史は無理、というようなバラつきが出てくる。特に興味の有無によって集中力のギャップが大きいADHDなら、なおさら、すべての教科にハマることはまず不可能だろう。

とはいえ、それは決して悪いことではないと思う。特定の教科で突出した才能を開花できれば、必ずその後の人生の武器になるからだ。

さて、話を戻すと、夏休み後の全道模試では、5教科の成績が道内2位に浮上した。これはもう、黙っていても札幌西高に合格できるレベルだった。

生徒会長になるにはなったけれど

無事合格して入った札幌西高は、ヘンな高校だった。もちろん、いい意味でだ。受験が終わると同時に、私はまた一切勉強をしなくなった。学生時代の成績レベルを図にすると、メチャクチャなアップダウンを繰り返すグラフができあがるだろう。

高校時代は勉強をしないという以前に、授業に出ること自体少なかった。3年間でまっとうに授業を受けたのは、半分くらいかもしれない。

そうかといって不登校ではなく、学校には毎日ちゃんと通っていた。何をしていたかというと、サボって校内で遊んでいたのだ。

それでも高校2年生になり、私は生徒会長を務めることになった。

立候補した理由は、よく覚えていない。当時、ライバルの札幌南高校が制服を自由化したことが話題になっていて、わが校は自由化よりも廃止だという声が生徒たちから上がっていた。たぶん、それで周囲からおだてられ、担ぎ出されたのだと思う。

生徒会長は、校内選挙の投票によって選出される。もちろん高校生のことなので、選挙運動などはなく、票を得る手段は演説のみ。

ふたを開けてみると、圧倒的な得票差で他候補を突き放し、当選した。当時も今も、人前での演説や挨拶には、多少なりとも自信がある。それが功を奏したのだろう。

ただし、演説モードに自分をもっていくにはちょっとしたコツが必要、というのはすでにお話しした通りだ。

その後は無事に当初の目的、制服廃止を実現した。あとは生徒会長だからといって、品行方正になるわけでもなく、ろくなことはしていない。

生徒会室にある冷蔵庫にあるジンとライムジュースで、ジンライムを作って飲

もうとしたことがある。すると突然、教師がやってきて、

「何か隠してるだろう」

と見抜かれた。ギョッとして焦ると、

「オレにも少しよこせ」

その教師はジンライムをその場で作って飲み、あっさりと帰っていった。

SFは現実のテクノロジーの先を行く

さて、そんなに妙に面白い学校にもかかわらず、私は放課後までダラダラと長居することはなかった。部活にも入っていなかったので、授業が終わったら即自宅に帰る〝帰宅部〟だ。自宅に帰って、もっぱら本を読んでいた。

小学生で本の面白さに目覚め、中学生のときは確か『水滸伝』を読んでいたと思う。高校になると読書量は格段に増え、なかでも徹底的にSF（サイエンス・

フィクション）にのめり込んだ。

子どもの頃から今に至るまで、小説や純文学にはまったく興味がない。夏目漱石も森鷗外も、一冊も最後まで読んだ試しがない。「そんな人は、はじめてだ」とよく驚かれる。


作家の連中と飲んでいると、気まずくてそんなことを言えるはずもない。うっかり漱石を読んだことがないと口にしたときは、ものすごくバカにした目で見られ、ひと言、

「おまえ、頭悪いんだな」

と言われた。

とにかく、高校時代にハマったのはSFだった。出版される本を片っ端から読んでいた。「創元SF文庫」「早川文庫SF」、そして単行本。国内もの国外ものを問わず、毎月5、6冊くらい読破していただろうか。

SFを好んだ理由のひとつは、テクノロジーに興味があったからだ。SFの世界は、いつも現実世界のテクノロジーの先を行っている。宇宙船、通信衛星、携帯電話、ロボット、タッチスクリーン、監視カメラなどなど。

それに、ファンタジックな要素があることも魅力だった。ありえない世界のことが描かれているので、非日常性が高い。その分、一般的な純文学に比べて、はるかに現実逃避しやすいのだ。加えて、恋愛や人生の葛藤や、勝った負けたというエピソードがほとんどない。

心理描写もあまりなく、基本的にはストーリーテリングで、どんどん話が進んでいくところが好みに合った。純文学のように心理描写が延々と続く小説が苦手だったのだろう。これは、今でも同じだ。

記憶がないのは脳の拒否反応？

余談になるが、例外もある。

村上春樹の『ノルウェイの森』を読んだときは、ひとしきり共感して深く落ち込み、1週間ばかり引きこもり状態になった。

その当時、好きだったSF作家はJ・G・バラード。外宇宙（アウター・スペース）ではなく、人間の精神世界である内宇宙（インナー・スペース）というテーマを描いた作家だ。

超ハードSFの大家、J・P・ホーガンも好きな作家だった。彼の一連の作品は相対性理論を知らないと理解できないような難解な小説で、まるで物理の論文を読んでいるかのようだった。

学校の授業でも、地学や物理は興味のある分野だった。現在もビジネスのセミナーでは5分と座っていられないが、宇宙論の講座なら1時間でも聞いていられる。とにかく、帰宅後はもちろん、授業に参加していても、教師の話はそっちのけ。こうしたSF小説を貪るように読んでいた。

ありえないほどの緩い校風の高校に通えたことは、私にとって非常に幸運だったと思う。

今考えると、札幌西高に行っていなかったら、その後の人生、どうなっていたか分からない。その証拠に、小中学校の頃の記憶はまるでないが、高校の頃の記憶ははっきりと残っている。

問題児扱いされた小学校のときも、まるで記憶がない中学校のときも、たぶん窮屈な体制に縛られていて、よほど苦痛だったのだろう。

記憶がないのは脳の拒否反応ではなかったかと、勝手に疑っている。

第5章

社会人としてＡＤＨＤの特性を発揮

早稲田に入れると信じ切っていた

高校の3年間はあっという間に過ぎていき、やがて大学受験が迫ってきた。当時、札幌西高には1組から8組まであり、東京大学や北海道大学といった国立理系を目指す秀才は7組と8組。私はそれと対局の、まるで勉強しない私立文系グループに属していた。

私立文系組の連中が勉強している姿は、あまり見たことがない。少なくとも私は、勉強らしい勉強はまったくしていなかった。

しょっちゅう集まっては、勉強とはまったく関わりのない麻雀や遊びに興じていたのだ。

周囲の友人たちが高校3年生の夏休みに、夏期講習にポツポツ通うようになっても、私は相変わらず勉強の「べ」の字もしなかった。

高校受験のときのように、問題集と首っ引きになることもなく、この頃は集中力というものがまるで欠如していた。

そんな調子だから、1回目の受験は失敗。そのとき受験をしたのは早稲田大学のみだったが、どういうわけか、

「早稲田には絶対入れる」

と信じ切っていた。自分が解ける問題しか出ないに違いないと、本気で思い込んでいたのだ。

われながら、どこから来た自信なのかと呆れる。当たり前だが、見事に落ちた。浪人しても、真面目に受験勉強に取り組むことはなかった。予備校に入ったものの、1、2回で通うのをやめてしまった。

さすがに2回目の受験では、試験の直前に過去問を必死になって解いてみたが、やはり早稲田には落ち、滑り止めで受けた中央大学に入ることになった。

アルバイトで稼いだ金はすべて本に費やした

大学入学と同時に上京したが、大学にはほとんど顔を出すことはなかった。もっぱらアルバイトに精を出していた。ビルや工場から古い変圧器などの廃品を回収する仕事、雀荘のアルバイトなどだ。

自分ひとりで、本に関する小遣い稼ぎをしていたこともある。「せどり」という仕事だ。

当時、東京の東村山市に私の親戚が住んでいた。そこに遊びに行くたびに、近所の古本屋に立ち寄るようになった。

あるとき、その古本屋で、SF小説がかなり安く売っていることに気づいた。神田の古書店なら300円で売っているような本が、20円くらいで売っている。「これは、小銭稼ぎになるぞ」と思い、安い本を仕入れては、別の古書店に売るようになったのだ。

「せどり」とは、実店舗を持たずに、自分の目利きで品物を仕入れて転売する商売だ。今ではアマゾンで格安の中古品をワン・クリックで手に入れることができるが、当時はそんな便利なシステムはない。その代わり、個人の知識や目利きで古本を選び、然るべき場所に転売することで利益を得ることができたのだ。

月に100冊くらいの本を仕入れて、3万～4万円の利益にはなったろうか。そうして手に入れた金は、ほとんど自分が読みたい本に投入していた。

高校時代から読みふけっていたSFをはじめ、カポーティや沢木耕太郎など一連のノンフィクション、講談社ブルーバックスシリーズ、宇宙論や生物学の本にも触手を伸ばした。

なにしろ読書をする時間はたっぷりあるので、広く浅く、とにかくあらゆるジャンルに散らばっていく興味にまかせ、文字通り乱読していた。

これは今の仕事の仕方にもつながっているのだが、興味がランダムに散らばっていくというのも、ＡＤＨＤに特有の傾向なのだ。

留年覚悟も一転、卒業することに

アルバイトと読書に精を出して、ほとんど大学には行かなかった４年間だった。大学４年生になったときには、自業自得で、卒業見込み証明書を出してもらえそうになかった。単位不足なのだから、当然のことだった。

どうせ卒業できないのだからと、就職活動も一切しなかった。留年を覚悟していたのだが、事態は一変。中央大学が八王子の新キャンパスへ移動することを機に、急遽、他の単位を不足分の単位にリプレイスできるということになったのだ。

卒業間際も間際、２月くらいの時点で、

「卒業してもいいですよ」

突然、大学側から伝えられた。

はっきり言って、ありがた迷惑だ。いきなりそう言われても、卒業後にどうするかという当てなどない。

留年は確実と思っていたので、ただの1社の企業訪問さえしていなかったのだ。就活に関する本を出したこともある私だが、自分自身、その就活をろくにしていないというのはお恥ずかしい限りだ。

ともあれ、今の妻である、当時、つき合っていた彼女に相談することにした。

予想外の大学卒業とUターン就職

少し時間が逆戻りするが、妻と知り合ったのは18歳、高校を卒業する日のことだった。

卒業式の日の夜、男友だちとその彼女と一緒にススキノのパブに飲みに行き、そこにいたのがその彼女の友人、今の私の妻だ。

私と同い歳で、建築関係の大学への合格を決めていた彼女を気に入って、つき合いはじめたのが18歳。その後、一緒に暮らすようになり、24歳で結婚した。

とにかく、その未来の妻に相談したところ、彼女が通っていた英語教室の先生の知り合いが北海道の千歳でガソリンスタンドを経営していて、そこによく来るお客さんの会社が新卒の新入社員を探しているという話に行き当たった。

もし、採用されればUターン就職することになる。甚だ頼りないツテだが、とにかく話を聞きに行ってみることにした。

後にも先にも会社訪問をしたのは、この一度切りだ。

簡単な面接を済ませると、専務は私にこう言った。

「それでキミ、いつから来れるの?」

「はぁ、アルバイトでですか?」

「いや正社員としてだよ」

その専務があまりにもあっさり言うので、てっきりアルバイト採用なのかと思ったら違った。「この会社、大丈夫なのか？」と一瞬思ったが、私も私だ。ここに世話になろうと決めてから、

「ところで、何をやっている会社ですか？」

そう尋ねたのだから。

日米合弁の製造業だということは事前に知っていたが、訪問した先は、どデカい工場で、何を造っているかさっぱり分からなかったのだ。

ふたを開けてみると、自動車の部品、オートマチックのトランスミッションを造っている会社とのことだった。

当時は、まだ日本よりアメリカのほうが、部品製造のノウハウを持っている時代だった。産業的に秘密の多い部品を製造することもあって、日米合弁会社だったのだろう。

この会社がまた、高校の比ではないほどハチャメチャ、いや、極めて自由な気風の会社だったのだ。

あり得ない待遇の新入社員

就職先の親会社は大阪にあり、千歳の工場は子会社ということだった。

社長は親会社と子会社の兼務だったので、千歳には不在だ。実質のトップは専務で、この人は社長の娘婿。部長クラスも何人か親会社から派遣されていて、そのうちの一人が総務課長だった。

私は文系卒で採用された新入社員の第1号だった。その前年には理系卒の新入社員がふたりいた。

私たち3人は会社創設以来、はじめての新卒採用だったそうだ。

そのせいか、非常に厚遇されたような記憶がある。私たち3人が住んでいたのは、会社近くの借家だったが、賃料は会社持ち。その借家で毎晩、3人で浴びるほど酒を飲んだ。

1週間のアルコール消費量は、焼酎6升、ウィスキー6本、ビール4ケースくらいだったと思う。配達してくれる酒屋のお兄ちゃんから、

「この飯場には何人住んでるんですか?」

と聞かれたので「3人だ」というと、たいそう驚いていた。少なくとも5、6人は住んでいるものと思ったのだろう。

こちらも驚いた。社宅ではなく土木関係の飯場だと思われていたからだ。

それだけ飲むと、朝はなかなか起きられず、定時に出社できなくなってくる。そのうち、会社から車で迎えが来るようになり、そろそろ時間だから起きろと言われ、私たち3人はのそのそと起き出して、車で会社まで送ってもらうという有様だった。

毎朝のように車で送迎してくれたのが、人のいい総務課長だった。その総務課長は文句のひとつも言わなかった。

会社も3人の新入社員の振る舞いをとがめることはなかった。私たちが膨大な仕事量をこなしていることを知っていたからだ。

あの時期、そういう会社に入り、あの総務課長のような人と出会えてよかったと思っている。

生産性だけで評価され、落ちこぼれは容赦なく切り捨てられる今の世の中、「いい人」の居場所を作れるというのは稀なことだ。

それはＡＤＨＤの大人や子どもを簡単に集団から排除しないという概念に通じるものがある気がする。

ひたすら工場をうろつく

入社2年目を迎えたとき、大阪の親会社に営業所を新たに創設することになった。といっても所員は私ひとり。親会社にデスクをひとつ置いて、そこを大阪営業所にしようという何とも大雑把な人事だった。

大阪本社は千歳の子会社に比べると、ずっとまともな会社だった。

こちらは入社2年目の若造で、しかも子会社からの出向という立場。きちんとした親会社に突然放り込まれ、さぞや肩身が狭かろうと思いきや、その真逆だった。周囲からは腫れ物に触るように扱われた。

というのは、子会社の実質ナンバーワンの専務も総務課長も、会社の直系一族だからだ。オーナー一族のいる子会社からやってきた私をどう扱っていいものやら戸惑っていたのだろう。

たったひとりの部署で、私はほぼ〝治外法権〟の状態となった。

気楽に過ごせるのでありがたかったのだが、問題は〝暇なこと〟だった。

私はせこせこと営業まわりをするつもりは、これっぽっちもなかった。上からどこそこへ行けと言われても、行って帰ってくるだけ。それ以外は、営業の「え」の字もしなかった。何の興味もなかったからだ。

かといって、デスクでじっとしているのは苦痛だ。**なにしろ、子どもの頃からの「多動性」によりひとつの場所に留まっていることが大の苦手ときている。**

暇を持て余した私は、最初の数か月間、工場の中をひたすら歩きまわることにした。

工場のすべての棟を訪れ、すべての機械を観察し、それぞれのラインの動きや何をやっているのかをひたすら観察してまわった。

別に営業の仕事に結びつけようと殊勝なことを思ったわけではなく、ただ興味本位で現場をうろうろ歩いていただけのことだ。

3～4か月もすると、工場で何が起きているのかを大体把握できるようになっていた。そのうちに本社の生産管理部門の人たちと仲よくなり、彼らが私のもとに工場の状況を聞きにくるようにもなった。

「鋳造の第2ラインが最近、もめてるみたいですよ」

「ええ？　本当？」

メシをおごってもらいながら、工場で見聞きした情報をよく提供したものだ。

競合に営業をかける

そうはいっても、こちらも給料をいただいている身だ。**落ち着きのない「多動性」の子どものように、工場をうろついているだけでは面子《めんつ》が立たない。**

そんなあるとき、トヨタ系の部品メーカーにトランスミッションを売ればいいんじゃないかと思いついた。

そこで調べてみると、愛知県の刈谷市にアイシン精機というトヨタ系部品の大手メーカーを見つけたので、とにかくそこに行って売り込みをかけることにした。当時乗っていた黄色いミラージュに乗って刈谷駅まで行き、駅の公衆電話にあった電話帳でアイシン精機の連絡先を調べて電話した。思いついたらすぐ行動に移す「衝動性」もあって、事前にアポイントメントなどとっていなかったのだ。

飛び込み営業のようなものだが、それでも担当者がひとまず来てみろというので、行ってみると、

「あんた、入社何年目?」

と担当者、

「2年目です」

そう答える私。

「面白い会社だねぇ。分かってるんだよね、系列のこと」

何のことか分からず、キョトンとした。私は系列のことなどまるで分かっていなかったのだ。

アイシン精機はトヨタ系列の会社だが、私が勤めていた会社は日産系列だった。つまり、競合メーカーの系列会社に、のこのこ売り込みにやって来たわけだ。しかも、三菱自動車のミラージュに乗って。もうメチャクチャである。

ところが、担当者は何を思ったか、私にトランスミッションの試作図面を手渡してくれた。

自動車工業の営業という仕事は、「試作図面をもらったら勝ち」と言われている。新しい自動車を製造するときには、必ず新しい部品が必要になる。その新しい部品の試作をする権利をとってくることが、営業の仕事の8割を占めるといってもいい。

先方から試作図面をもらうということが、まさにそれ。図面に従って試作を10点くらい作り、そのうちのどれかがよければ、相手側に確実に買ってもらえる。しかも、約5年間はその部品を作り続けることが保障されるときたものだ。

すぐさま行動に移す「衝動性」が会社の危機を救う

私が図面を持って帰ると、親会社は騒然とした。

「日産に見つかったらどうなるんだろう」

「打ち首獄門じゃないか」

最初はビビっていた親会社のお偉いさんたちだが、そのうちに、

「受けちゃったんだからしようがない」

「子会社の営業がやったことだから」

「うちがやったことじゃなく、アメリカの親会社がやったことにしよう」

などと言い出した。

結局、試作品を作ることになり、それをアイシン精機に送ったところ一発ＯＫ。

すんなり取引がはじまった。

私がその会社を辞めて十数年後のこと、親会社の社長から突然連絡があった。私に1杯おごりたいという。

どういうことかと尋ねると、2001年に日産自動車のCEOとなったカルロス・ゴーン氏が合理化を推し進め、親会社の株を売られてしまったのだという。

当然、そんな株に買い手はつかず、倒産するしかないと諦めかけていたとき、トヨタがその株を買い受けてくれたのだという。

「あのとき、おまえが刈谷まで行って電話をしてくれなかったら、ひどいことになっていたかもしれない」

社長はそう言って、私に頭を下げた。

私の中にも潜んでいる「衝動性」と「多動性」が発揮された出来事だったと思っている。

膨大な量の特許図面にハマる日々

さて、巨大な工場をひと通りうろついて、現場まわりが一段落してしまうと、また猛烈に暇になってしまった。かといって、椅子に座っているのはやっぱり性に合わないので、今度は「特許部」に顔を出すようになった。

自動車工業は、特許の宝庫だ。独自技術の開発にしのぎを削り、いち早くライセンスを取得できるか否かがビジネスの明暗を分ける。産業スパイが暗躍するのは、そのせいだ。

親会社の特許部は、100万枚くらいの特許図面がずらりと並ぶ巨大スペースにあった。そのスペースが気に入った私は、半年間くらいこもって「過集中」し、片っ端から特許図面をコピーすることになった。

私が目をつけたのは「無段階変速機」、今は当たり前となったCVTだった。

当時の車はまだオートマチック・トランスミッション、いわゆるＡＴが主流。これは、自動車の走行状態に合わせてギアを段階的に変え、エンジンの回転をタイヤに伝えるというシステムだ。

ただ、このシステムの場合、ギアを変えるときにタイヤに伝わる速度とギアの速度がかみ合うまでにズレが生じ、一時的にギアの回転数がどうしても減少してしまう。その結果、燃費の効率が悪くなるという課題があった。

現在のＣＶＴは「プーリー」という歯車の芯をベルトでつなぎ、芯の大きさを変えることでスムースに回転数を上げたり下げたりできる。スピードを自在に変えることができるようになり、ＡＴに比べて燃費も飛躍的に向上した。

RPGにハマるような感覚

当時の私は暇にまかせて、東京や大阪で開催される機械工業展や工作機械展などにちょくちょく顔を出していた。

そこで目にしたのが、無段階変速の旋盤などの工作機械だった。それもひとつやふたつではない。多くの機械にスムースに回転数を変えられる無段階変速システムが採用されていた。

これは、そのうち自動車にも使われるようになるに違いない。私は、そう直感した。

そこで、無段階変速機に関する特許を徹底的に集めてコピーをとった。書類の束は分厚いファイル5冊分くらいになったと思う。

これが面白くて、またも「過集中」し、一度はじめるとやめられなくなった。誰からも頼まれていないし、ましてや営業の仕事の役に立つわけでもない。

それでもほぼ毎日特許部に行き、特許図面を読み、コピーをしてファイリングすることに熱中した。ゲームでいうなら、RPGで回復剤の収集をするのと同じような感覚だ。

とにかく、今度は特許図面に「過集中」したのだ。

人生って遊んで暮らせばいいんだ

これにも後日談がある。

会社を辞めて3年くらい経ったときのこと。親会社は日産自動車からいきなり、「無段階変速機を造れるか」と、打診されたそうだ。

そんなものを造ったことがない親会社がパニックに陥っていたとき、子会社で1期上だった理系新卒組のひとりが、私がまとめた書類を上司に差し出したという。分野ごとにきっちりまとまった無段階変速機の特許図面だ。

書類の束を日産に送っていいかと私のところに連絡が来たので、「もちろん、いいですよ」

と答えたところ、私の書類はそのまま日産に送られて、

「これなら、いつでも任せられる」

と判断されたらしい。無事、日産から無段階変速機関連部品の製造を受注することができたという。

そのときも、関係者がぞろぞろと集まってきて、私を手厚く接待してくれた。彼らが口々に言うことには、

「あの書類がなかったら大変だったよ」


興味のないものごとについては何の関心も示さない一方、自分が興味のあるものごとについては人並み以上の集中力を発揮する。

ADHDの人が持ち合わせている極端な「過集中」。来る日も来る日も特許図面と首っ引きだったあのときは、まさに過集中状態だった。

結局、自動車工業の世界には3年間しかいなかったが、その3年間で学んだことは、

「なんだ、人生って遊んで暮らせばいいんだ」

これに尽きる。

営業所の社員でありながら、営業らしい営業はほとんどしない。現場をうろうろ歩きまわったり、特許部に1日中こもって過ごしたりしていた。

長い目で見るといい結果につながったものの、興味のないことは一切やらず、やりたいことだけやって過ごした3年間だった。

おわりに

ＡＤＨＤ（注意欠如多動性障害）に関する本やネットの情報を読むと、つくづく自分もＡＤＨＤだと思い知らされる。

本書でも述べたが、私は小学生の頃、母親に2回ほど教育委員会に連れられて行った。教室でじっと座っていられないので、母親が担任の先生から教育委員会に行って相談するように言われたのだ。

これはＡＤＨＤの特徴のひとつである「多動性」（じっとしていられない）である。きっと、担任の先生は私を追い出したかったのだ。

還暦を超えた今でもじっと座っていられない。打ち合わせなどで人と話しているときも、体を斜めにしてユラユラと揺れている。

他にもＡＤＨＤには、「不注意」（集中力がない）、「衝動性」（すぐに行動してしまう）、それに「過集中」（過剰に集中する）という特徴があるわけだが、「過集中」は、興味のあるものごとに〝極度にのめり込む〟ともいえる。

マイクロソフト社長を経て投資コンサルティング会社を設立して2年後の47歳のとき、私は2年間もロールプレイングゲーム（ＲＰＧ）「ファイナルファンタジーⅪ」にのめり込んでしまった。

総プレー時間は、ゆうに３０００時間を超えた。会社には一切出社しない。呆れ返った社員たちが、愛想を尽かして会社を去ってしまったほどだった。

「不注意」についても酷いものだ。先週も2件の会議をすっぽかしてしまった。「曜日」を間違えてしまったのだ。このような曜日の間違いは、月に1回の頻度で発生する。

自分のことなので私は慣れているのだが、相手には本当に申し訳ない。「衝動性」も甚だしい。どんなに無謀なことでも、思いついたらすぐやらないと絶対に気がすまない。

あるときは「ＡＭＡＺＯＮの解説本」と「国立科学博物館の案内本」と「科学技術の３００年史」と「歴史上の人物から◯◯力を学ぶ本」と「食事の本」を同時並行で書いていたのだが、そのときに村上春樹氏の新刊の書評も引き受けていた。

われながら、この「衝動性」には脈絡がなさすぎると思う。

そんな私の目の前には、ソニーの「ＶＲ（仮想現実）ゴーグル型端末」と「セグウェイ（ナインボット）」と「ドローン（小型無人機）」と「二胡《にこ》（中国の伝統的な擦弦《さつげん》楽器）と「超音波鳥撃退器」が４つと、いずれも〝衝動買い〟した品々が並んでいる。

発達障害には、深刻な症状に苦しむ患者さんがいる。それに比べれば、あくまでも自己診断によるＡＤＨＤの傾向が強い人間にすぎない私の話は軽微なものだろう。

それを前提にしていえば、本書の冒頭で述べた通り、「ＡＤＨＤはもし矯正しなくて済むものなら、矯正しないほうが幸せに生きられる」。

私は運がよい人生を送っていると思うし、運を含めた「運・鈍・根」が人生を大きく左右するとも思っている。そのことを含めて、まさにこれからの時代は発達障害の気質は武器になると思う。

ＡＩ（人工知能）が飛躍的に進展し、さまざまな職業を代替するといわれる昨今、産業（ビジネス）の変化のスピードは加速度を増している。

そんな現在こそ、「多動性」「不注意」「衝動性」「過集中」の力が活きるのだと断言する。

むしろ、そうした力がないとすれば、ＡＩを使う側ではなく、〝ＡＩに使われる側〟として生きることになりかねない。

それは個人の選択になるが、私自身はＡＩに使われる側なんてまっぴら御免だ。

これからのＡＩ時代こそ、発達障害は武器になるのである。

誤解を恐れずに私はそう言い切る。

２０１８年１月

成毛　眞

著者略歴

成毛 眞（なるけ・まこと）

1955年北海道生まれ。中央大学商学部卒業後、自動車部品メーカー、アスキーなどを経て、86年日本マイクロソフト設立と同時に参画。91年同社代表取締役社長就任。2000年退社後、投資コンサルティング会社インスパイア設立。10年おすすめ本を紹介する書評サイト「HONZ」を開設、代表を務める。早稲田大学ビジネススクール客員教授。

SB新書　425

発達障害は最強の武器である

2018年2月15日　初版第1刷発行

著　　者　**成毛 眞**

発 行 者　小川 淳
発 行 所　SBクリエイティブ株式会社
〒106-0032　東京都港区六本木2-4-5
電話：03-5549-1201（営業部）

装　　幀　長坂勇司（nagasaka design）
組　　版　ごぼうデザイン事務所
編集協力　石飛カノ
写真　　　伊藤孝一（SBクリエイティブ）
印刷･製本　大日本印刷株式会社

落丁本、乱丁本は小社営業部にてお取り替えいたします。定価はカバーに記載されております。本書の内容に関するご質問等は、小社学芸書籍編集部まで必ず書面にてご連絡いただきますようお願いいたします。

978-4-7973-9245-6

「STEAM」を知らない奴に10年後はない
楽しく遊びながら将来に備える方法

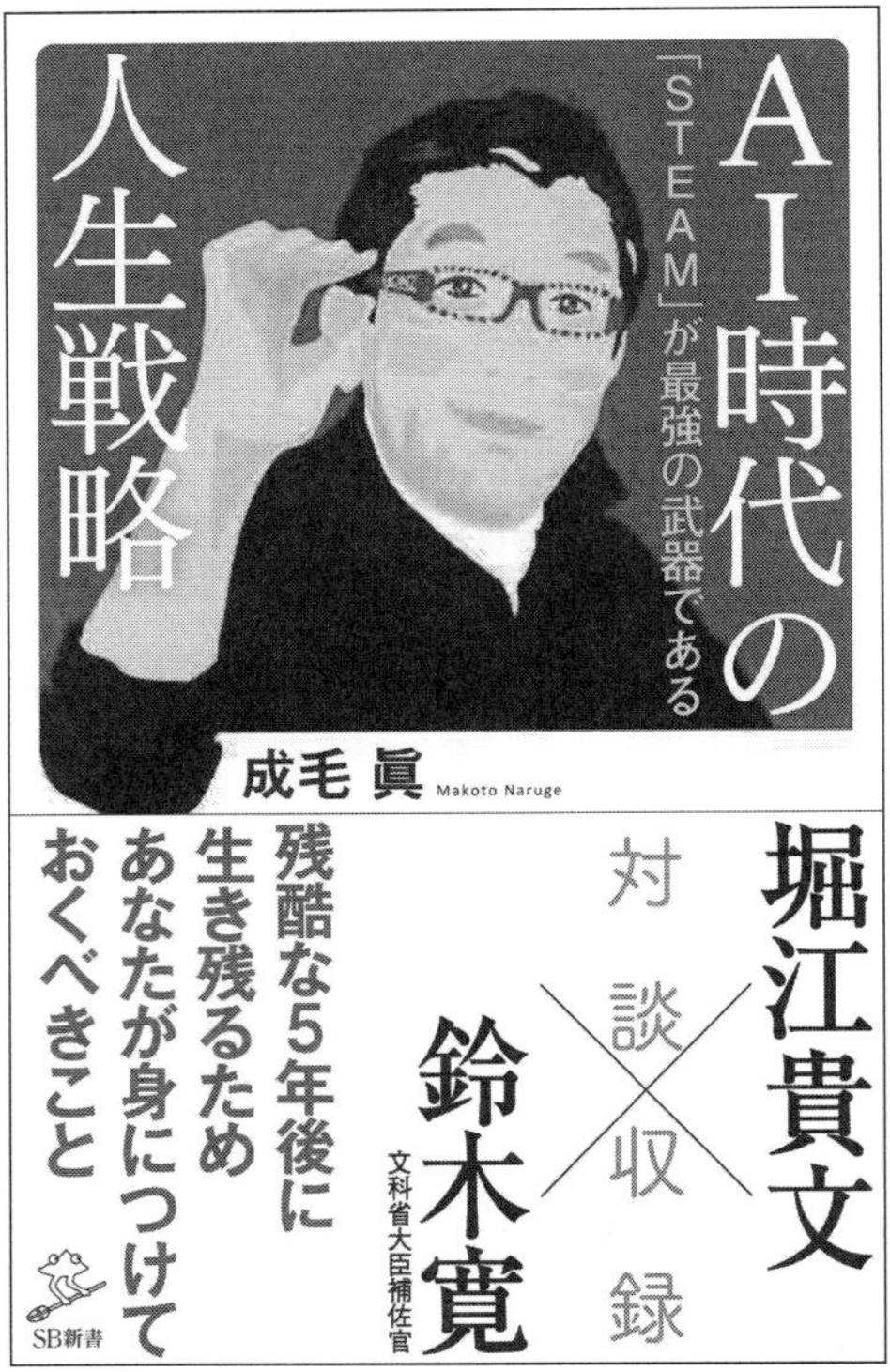

AI時代の人生戦略

成毛 眞

定価：本体価格800円＋税　ISBN: 978-4-7973-8821-3